I0790515

ACUPRESIÓN
PARA PRINCIPIANTES

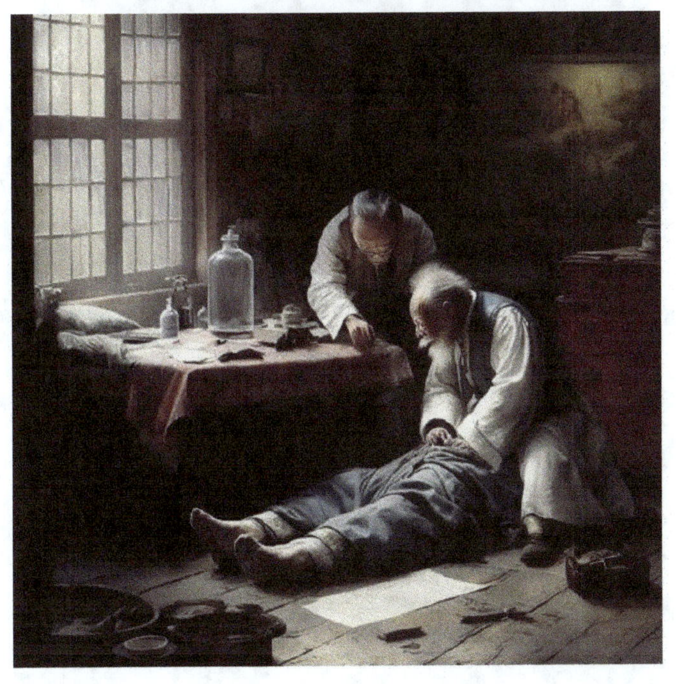

NOEMÍ HERNÁNDEZ ZAMORA

Primera edición, Miami, 2023

© De los textos: Noemí Hernández Zamora
© De la ilustración de cubierta: Imagen de médico chino
practicando acupresión generada por Inteligencia Artificial
ISBN: 9798379004019

Miami, Florida.
Correo electrónico: nohezamassage@gmail.com

Edición y maquetación: Eduardo René Casanova Ealo

Queda rigurosamente prohibida, sin autorización escrita de
los titulares del *Copyright*, bajo sanciones establecidas por
las leyes, la reproducción total o parcial de esta obra por
cualquier medio o procedimiento, comprendidos la
reprografía y el tratamiento informático.

TE LO DEDICO

A ti para cuando tengas un dolor o alguien de tu familia. Aquí te enseño cómo hacerlo y cuáles puntos son los más usados sin necesidad de ponerte una aguja. Puedes aliviar cansancio, molestias como ansiedad, falta de energía, visión borrosa, dolor en los brazos o en las piernas. Sígueme y verás que si puedes. Gracias.

AGRADECIDA

A todos mis Maestros que me han enseñado a creer en mí, y a cada autor de los libros que he estudiado, a cada persona que ha confiado en mis manos y en mi energía.

A Dios y a la Energía Universal
A mi madre que me ha ayudado siempre.
A mi esposo.
Al mundo en que vivo cada día.

SHOUSANLI

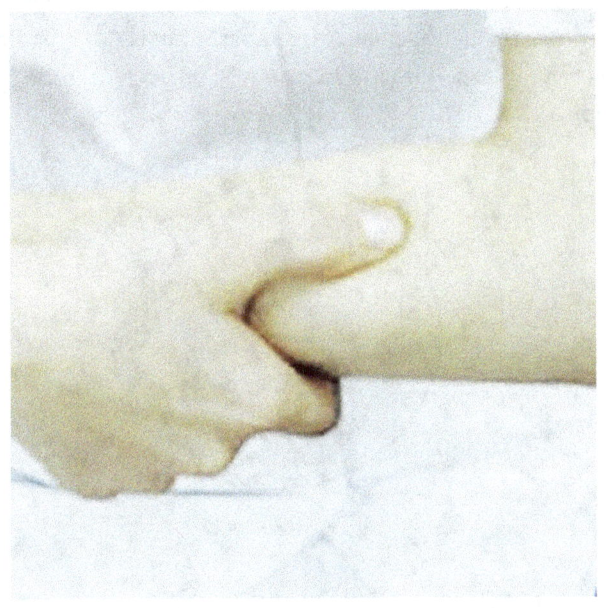

Empezaré por las extremidades superiores y este punto
-Shousanli es otro punto muy usado de los 365 puntos
ordinarios de la MTCh

Un punto que puedes aprender a presionar cuando tengas
dolor en las extremidades superiores y es bueno sostener la
presión por 30 segundos al menos.

Para el hombro, el codo, y funciona con el nombre "Niu'
chan" para la rodilla contraria como punto extraordinario. En
la zanjita qué hay entre los dos músculos o tendones del
antebrazo, tres dedos tuyos después del pliegue al flexionar el
brazo desde el codo. Ahí puedes ver el gráfico. Este punto es

muy conveniente para los peluqueros, los masajistas, manicuristas, facialistas, músicos, artistas plásticos y todas las personas que tienen que trabajar mucho con las manos y claro hay pocos que no tengan que trabajar con las ✋ manos así que este punto le servirá a la mayoría. Sobre todo cuando hay dolor repito.

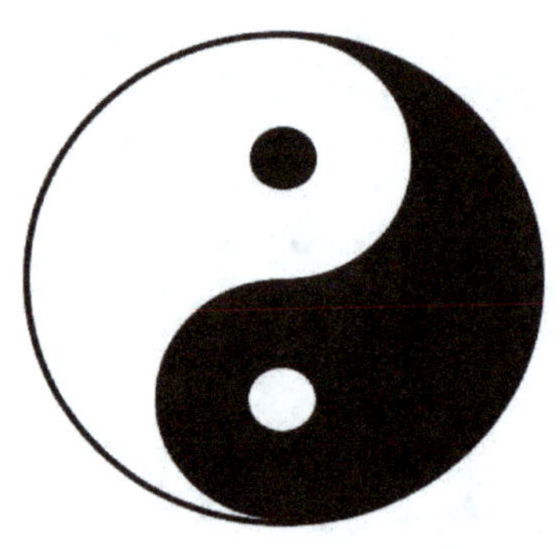

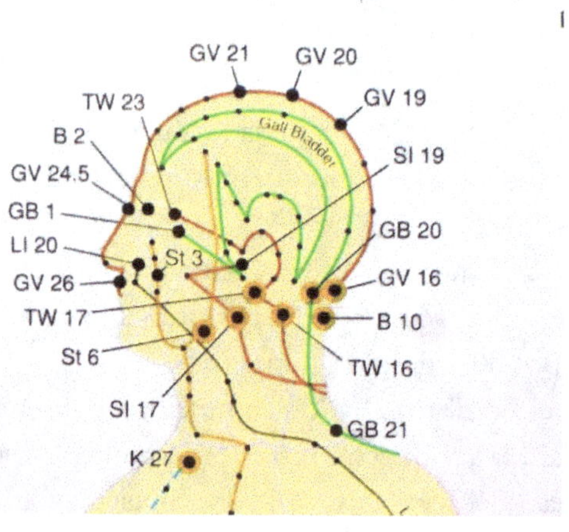

A la cara se le llama El Mar de los Puntos Yang.

Todo lo que está a la luz es Yang y lo que está a la sombra es Yin y se puede ver en los brazos y en las piernas ⸙ que la parte más oscura es a la que le da el sol y por ellos corren doce canales tres desde los dedos a la cabeza por fuera y tres por delante del pecho a los dedos por dentro, son seis meridianos en cada extremidad y conducen la energía, seis en las extremidades superiores y seis en las extremidades inferiores ⸙ conectadas a órganos por donde fluye la sangre y fluye la energía.

Y ¿qué es lo primero que haces cuando tienes dolor?

Pues te tocas, y cuando hay dolor hay estancamiento de la sangre y de la energía.

Con esto de la Acupresión puedes ayudarte también a desarrollar tu propia energía.

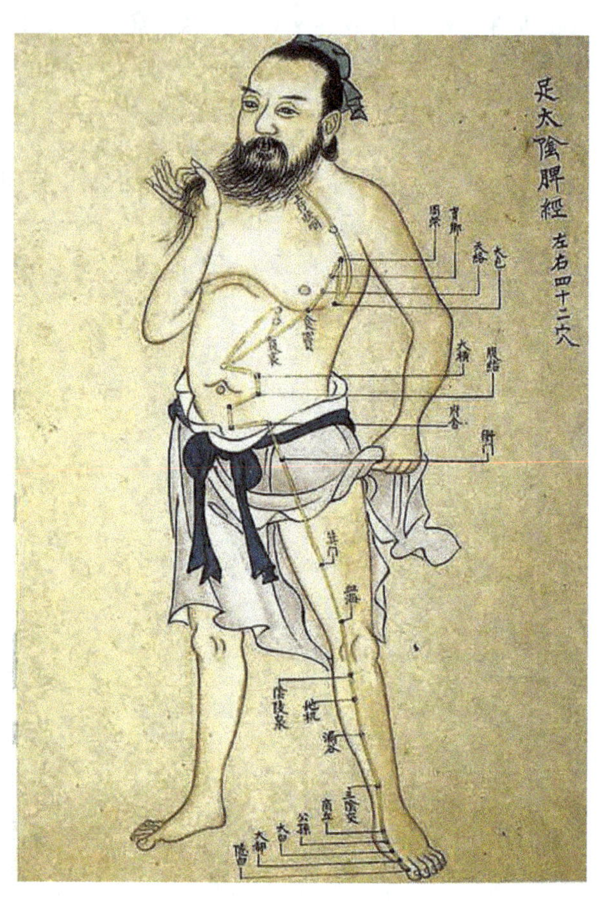

足太陰脾經　左右四十二穴
周榮
胸鄉
天谿
大包
食竇
腹哀
大橫
腹結
府舍
衝門
箕門
血海
陰陵泉
地機
漏谷
三陰交
商丘
公孫
太白
大都
隱白

Estos puntos están unidos entre sí mediante líneas: y son los meridiano o vasos conductores de energía, que los chinos llaman(Qi)chi.

Los puntos son como nudos a lo largo de conductos por los que circula la energía o chi(Qi). Espero les sirva conocer un poco más o algo sobre la medicina tradicional China

Aún hay personas que no creen en esto, como el otro día que me encontré con una enfermera a la que le aliviaba el dolor de cabeza presionándole en ig4 y le decía a otra: -"¿será verdad esto?"

Y mientras le quitaba el dolor. Y precisamente de este punto IG4 hace tanta falta conocer ya que ayuda con las alergias y cuando una persona sufre repentinamente de una parálisis facial se le debe presionar un lado y luego el otro pero sobretodo el lado opuesto.

INTESTINO GRUESO 4

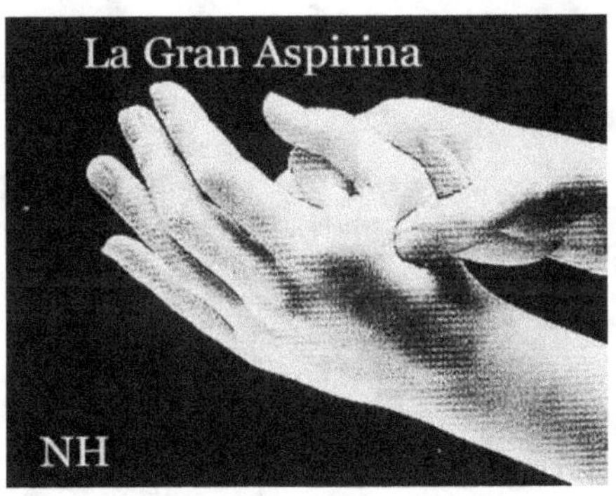

Cuando alguien ha sido afectado por un stroke.
Pellízcale las yemas de todos los dedos(manos y pies) y

presiónale el punto de la mano IG4

Primero el lado no afectado si lo tiene y luego el otro un minuto cada vez

Nunca los dos lados a la vez.

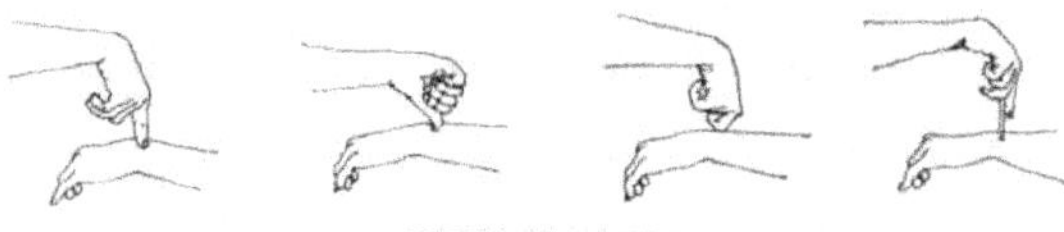

FORMA CORRECTA

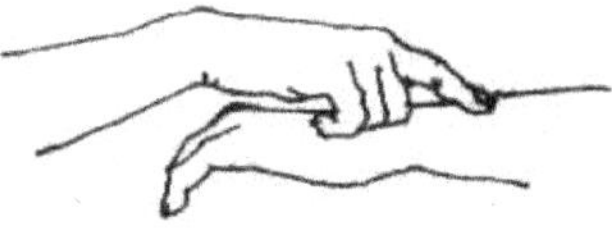

FORMA INCORRECTA

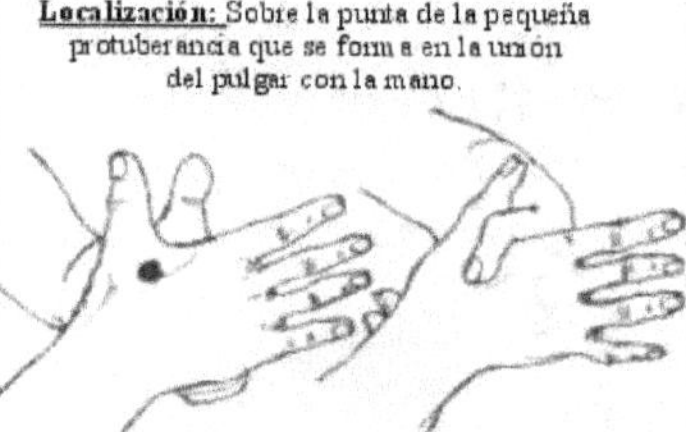

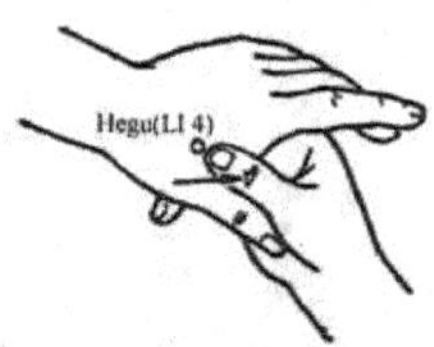

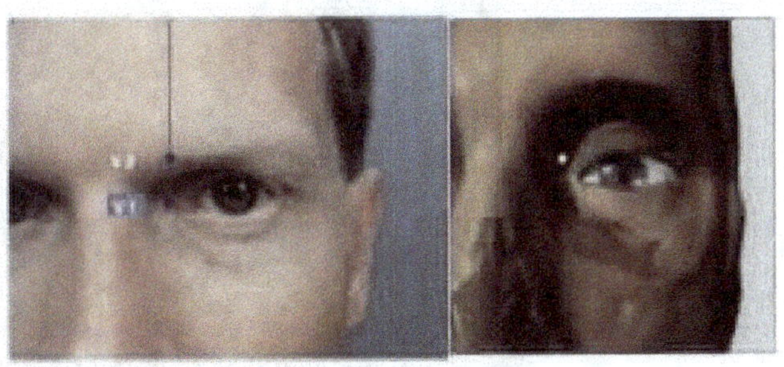

Vejiga 1. Para localizarlo sentirás como un huequito o pequeña hendidura en el hueso.

V-1 "ojos brillantes".

Al dejar de presionar sentirás alivio y te refrescará la visión.

Nunca los dos lados a la vez

Estos puntos son para si presentas molestias o alergias en los ojos este punto al lado del ojo 👁 es Vejiga 1 y se presiona comenzando por 30 segundos y hasta un minuto o dos dependiendo del caso y repito nunca los dos lados a la vez en **ningún** caso.

CORAZÓN 1

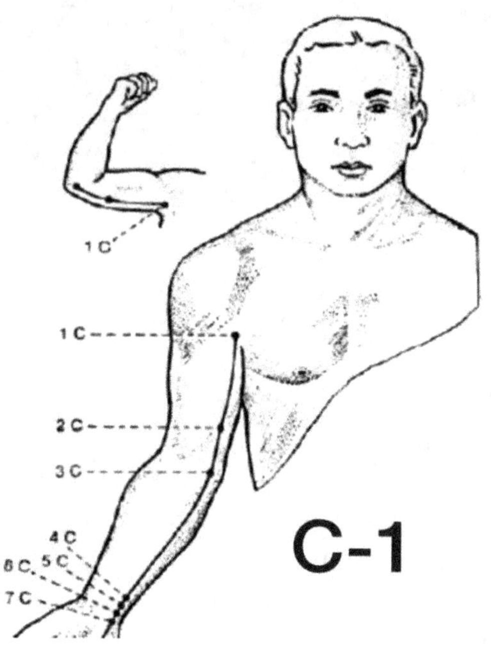

Te darás cuenta de que presionas Corazón 1 cuando sientas al apretarte en la axila que se te adormecen los dedos. Y te doy un tip por si te sientes un poco triste aquí te muestro tres puntos que te pueden ayudar y a los que se les llama "La Alegría de Vivir". Debes presionarlos temprano en la mañana.

También prueba a usar el aceite esencial de rosa.

VASO GOBERNADOR 20

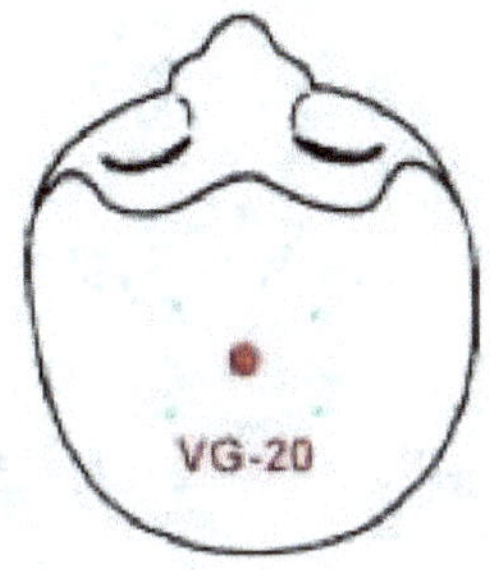

Punto "Cien Reuniones".

BaHui y coincide con el 7mo Chakra, el Chakra Corona.

Este punto es eficaz para un fuerte dolor de cabeza y también los cuatro pilares son los que están en verde y se les llama "Los cuatro pilares de la mente".

En los niños le decimos "la Mollera" por lo que les recuerdo que en los niños no hay puntos son líneas o zonas porque ellos no se han terminado de desarrollar.

Y se localiza trazando una línea recta imaginaria desde el vórtice más alto de la dos orejas y en el mismo centro encima de la cabeza ahí está la corona o el chakra 7.

Chakra System

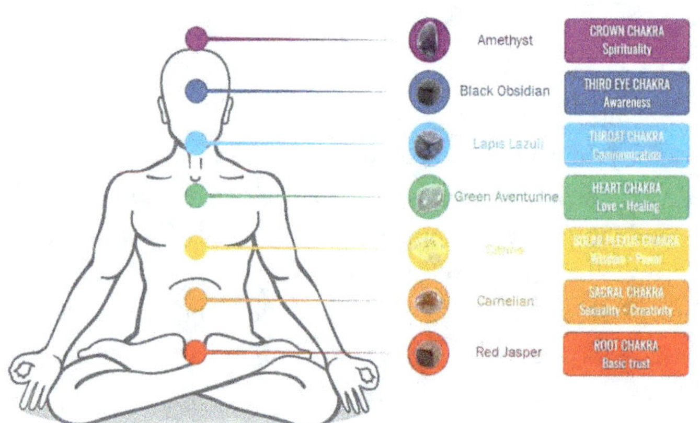

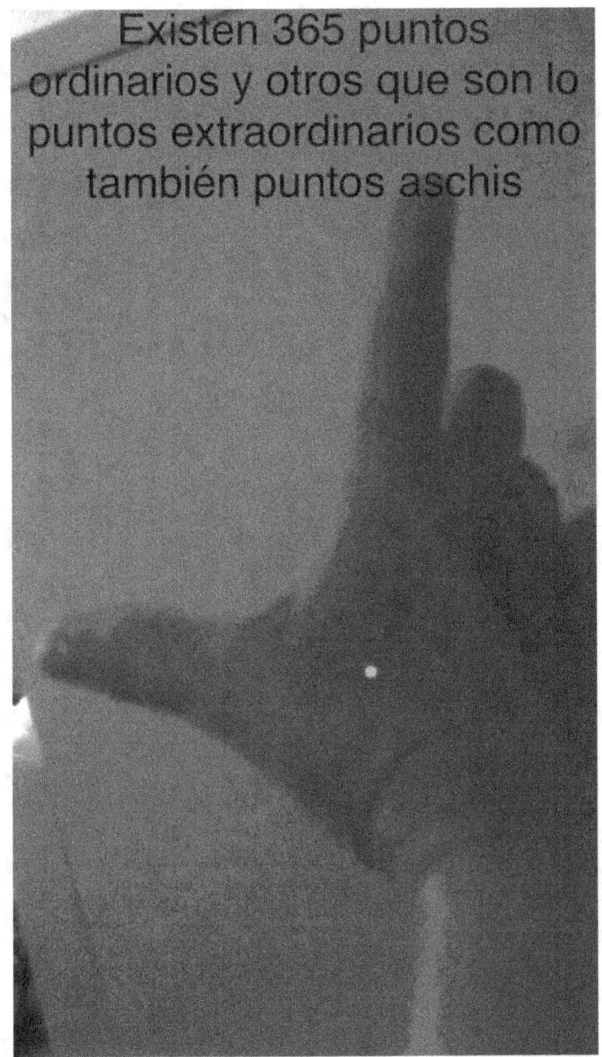
Existen 365 puntos
ordinarios y otros que son lo
puntos extraordinarios como
también puntos aschis

Para quien tiene lo que se le dice espolón te explico lo que decían los chinos, que había que darse en el talón poniendo una tabla y dar con el martillo 🔨 y también dar con el talón en el suelo, es muy doloroso 😖 pero efectivo, y lo otro es presionar este punto extraordinario que se localiza entre el dedo pulgar y el índice, parecido al famoso IG 4 pero casi encima del hueso y hay que presionar profundo y contrario, si el espolón es en el pie derecho se busca el punto en la mano ✋ izquierda pero en el dorso de la mano. Debes sentir el alivio inmediatamente si no lo sientes es que no estás haciéndolo bien.

También sirve para cualquier dolor en el tobillo pero siempre contrario. También se usa para quitar el hipo.

Y a esto de usar los puntos para el lado contrario se le llama Acupuntura Equilibrante en este caso es acupresión equilibrante. Gracias 🎗️

VASO CONCEPCIÓN 22

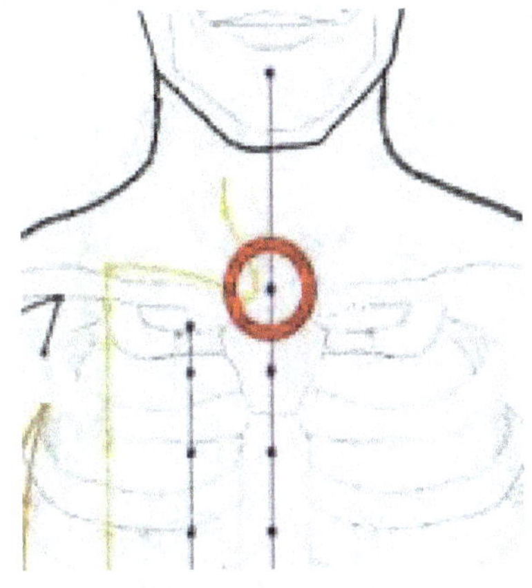

Si tienes tos puedes poner de la pomada china más oscura ahí en Vc-22.

Esto me lo hacía mi abuela y además me ponía entre las costillas por delante y por detrás el Vaporub a la vez que calentaba un papel de cartucho con la plancha y entre el pullover y la blusita de la pijama me lo ponía y era lo que me ayudaba con aquella bronquitis asmática.

Luego en el Barrio Chino supe que muchos viejitos descendientes que tenían neumonía se curaban haciendo casi lo mismo que me hacía mi abuela pero con la pomada china, la más oscura.

Este otro punto abajo es P-7 se le llama la tabaquera humana.

PULMÓN 7

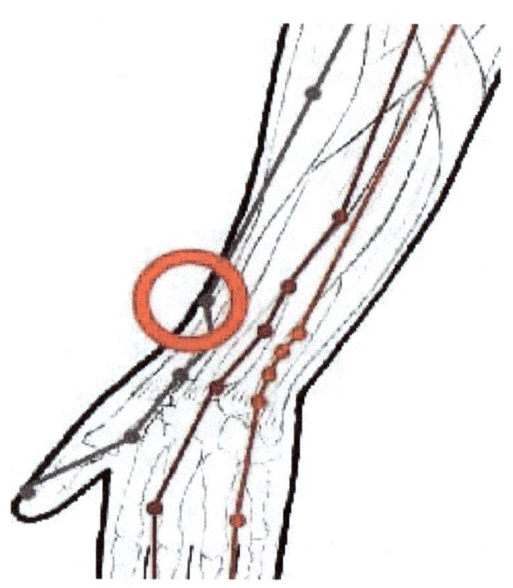

Canal Pulmón

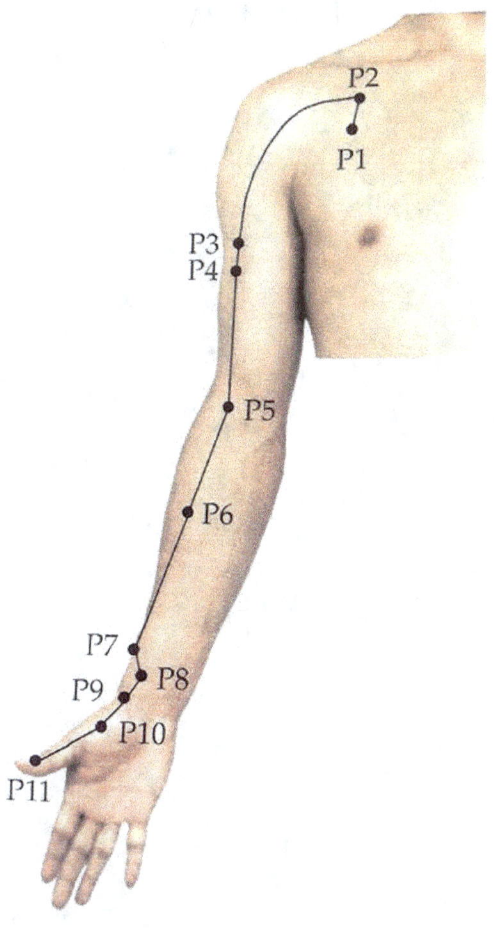

Para localizar P-1 trazas una línea recta imaginaria desde el pezón hacia la clavícula y si has estado tosiendo mucho te dolerá al presionar estos dos puntos el P-1 y 2. Presiónalos uno primero y luego el otro.

Te resultarán algo dolorosos si has tenido tos.

Pulmón 1 y 2

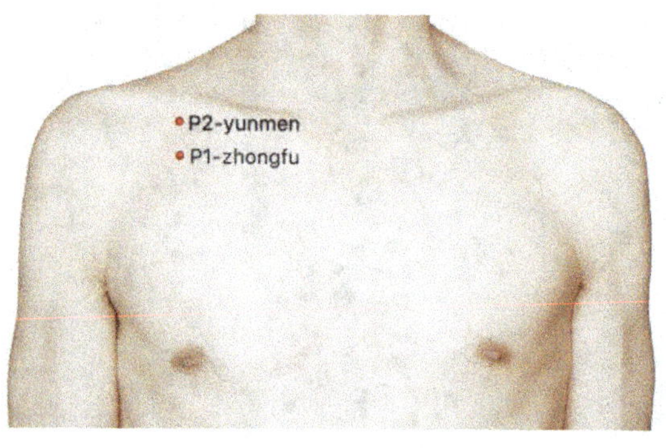

Zusanli

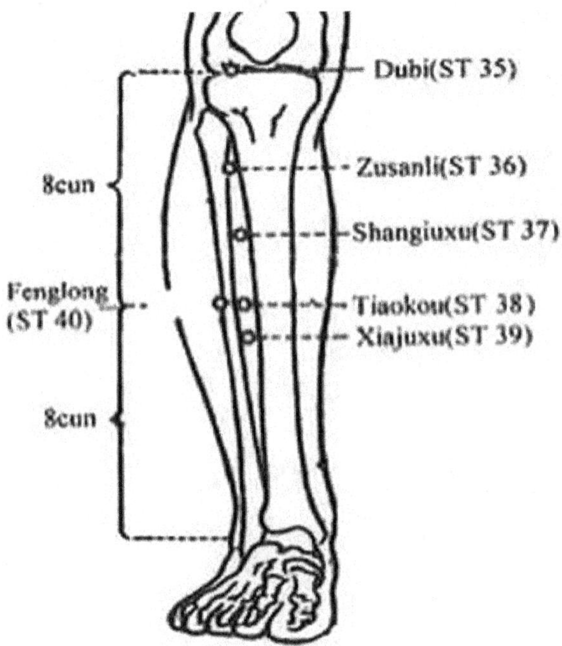

Estómago 36

E-36

Este es uno de los 18 puntos más famosos de la Medicina Tradicional China-MTCh- y tiene una Historia muy linda.

En la época que se usaba caminar no aceptaban en las caravanas a quien no tuviera la marca de la cauterización. En esa época se quemaban directo en el punto, la moxa era del tamaño de un grano de arroz, lo primero que hacían era mirar si tenía esta marca, de no tenerla no lo aceptaban pues era un posible asaltante. Pero ahí no termina su importancia. Cuentan que en la época de "los estados combatientes" era obligatorio parar a la tropa y que se estimularan el punto Zusanli que quiere decir *Zu-pierna.-*

San-número 3 y li-son la medida similar a nuestras millas.

También los antiguos chinos se estimulan el punto los cuatro primeros días del mes.

RIÑÓN 1

Este es R-1 . Riñón 1. Los médicos chinos me enseñaron a

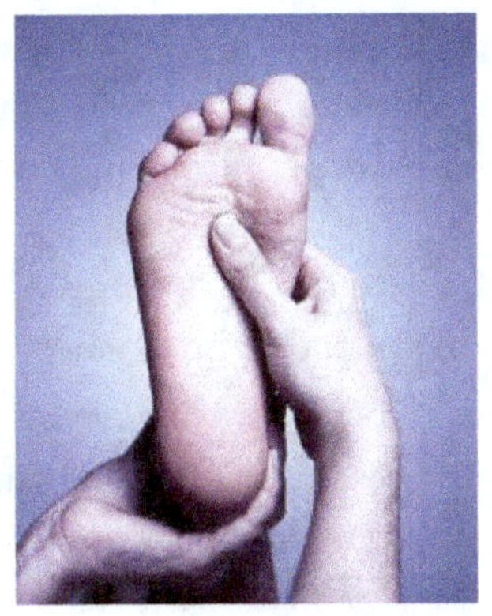

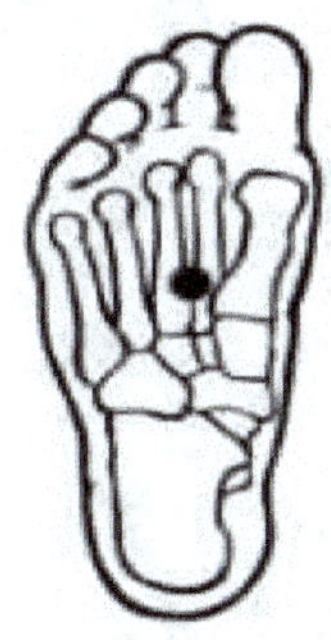

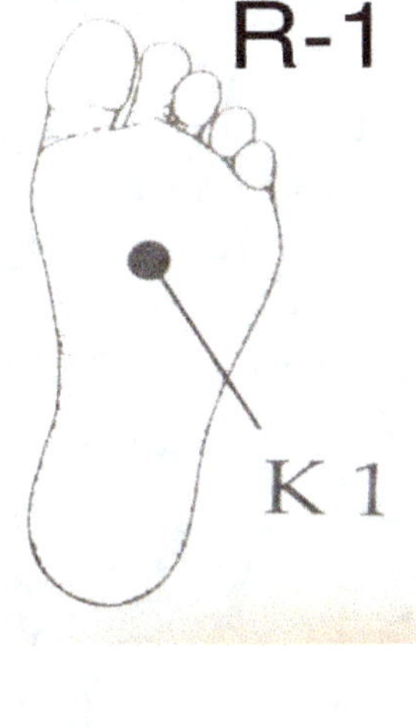

bajar la presión pasando el dedo sobre este punto 100 veces y no es el único tratamiento para bajar la presión que aprendí con ellos en el Cuerpo de Guardia-Emergencias- del Hospital Naval hay otro tratamiento, luego en el Casino Chung Wah con mi profe Sanchen QEPD también aprendí sobre la historia de este punto donde los Samurais se daban con una tabla antes de salir a pelear porque es un punto para levantar la autoestima y perder el miedo.

Esa medicina tiene más de 8 mil años, los medicamentos los

inventó el hombre para hacer dependencia de ellos.

Mis maestros decían que sería bueno combinar las dos medicinas la Oriental con la Occidental.

Es muy interesante conocer y también estimula el sistema inmune, estudié y practiqué acupuntura y es un punto analgésico y relajante a través de él puedes controlar infecciones urinarias sistitis y cólicos nefríticos.

2-Se llama Shenmen que quiere decir "puertas de la felicidad" lo localizas fácil cuando viniendo por ese montecito de la mano 🖐 de pronto bajas a la muñeca y te encuentras un hundimiento o huequito e igual lo presionas unos 30 segundos y luego en la otra mano otros 30 segundos y la segunda vez presionas un minuto y luego en la otra mano si tienes mucha ansiedad por lo que te pueda estar pasando, te recomiendo apretarlo(pero ligeramente) por dos minutos.

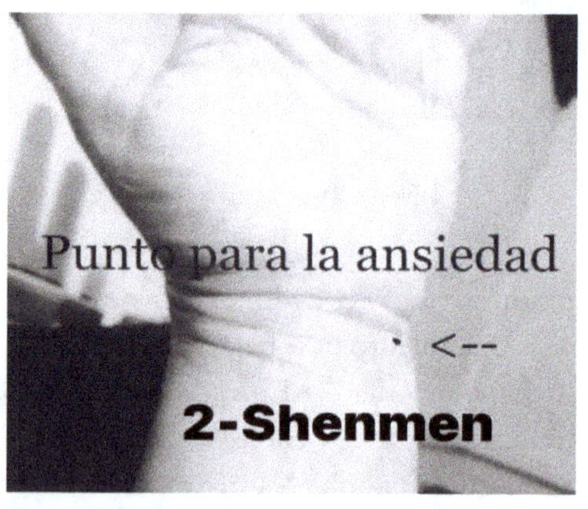

RESUMEN

De lo más importante en Acupuntura sin agujas:

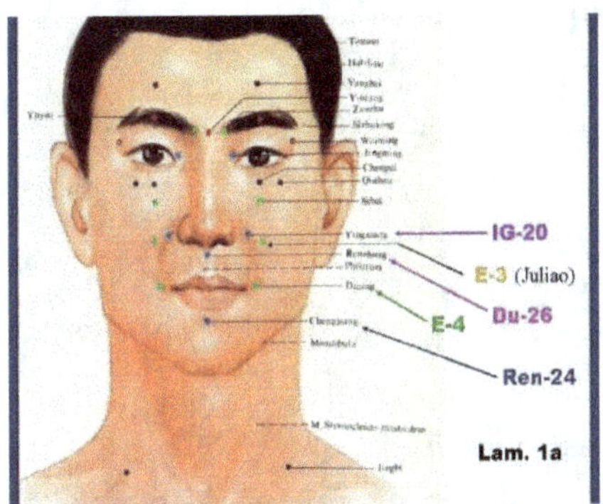

1-SHOUSANLI es otro punto muy usado de los 365 puntos ordinarios de la MTCh, punto que puedes aprender a presionar cuando tengas dolor en las extremidades superiores, es bueno sostener la presión por 30 segundos. Para el hombro, el codo.

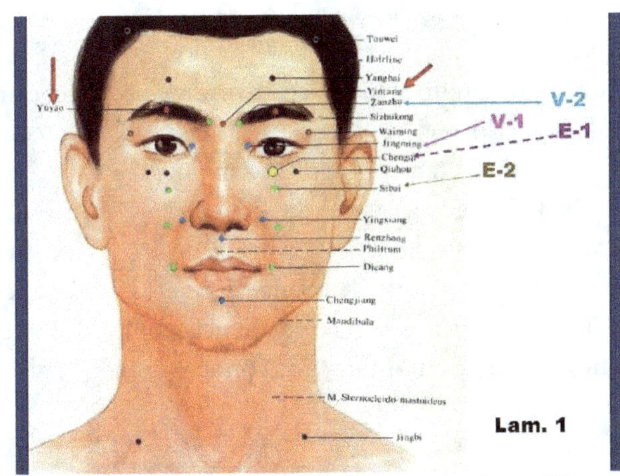

Funciona con el nombre Niu' chan para la rodilla contraria

como punto extraordinario.
En la zanjita qué hay entre
los dos tendones del
antebrazo 💪 Tres dedos
tuyos después del pliegue.
Ahí puedes ver el gráfico.

Este punto es muy
conveniente para los
peluqueros, los masajistas,
manicuristas, facialistas,
músicos, artistas plásticos, y
todas las personas que
tienen que trabajar mucho con las manos, claro hay pocos que
no tengan que trabajar con las 🖐 manos, así que este punto le
servirá a la mayoría. Sobre todo cuando hay dolor repito.

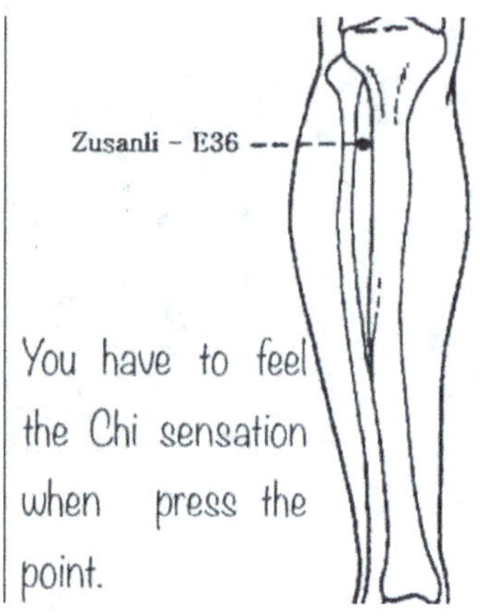

2-Se llama Shenmen que quiere decir "puertas de la
felicidad" lo localizas fácil cuando viniendo por ese montecito
de la mano ✋ de pronto bajas a la muñeca y te encuentras un
hundimiento o huequito e igual lo presionas unos 30 segundos
y luego en la otra mano otros 30 segundos y la segunda vez
presionas un minuto y luego en la otra mano si tienes mucha
ansiedad por lo que te pueda estar pasando, te recomiendo
apretarlo(pero ligeramente) por dos minutos.

3- PC8 (Laogong)

Características:

Laogong es el octavo de los nueve puntos pertenecientes al
Meridiano de Pericardio. Este se enuncia como PC8 y según el
significado de su nombre se conoce como "Palacio del
Trabajo".

Categoría:

Punto Ying (manantial). Pertenece al elemento Fuego.

Punto fantasma de Sun Si Miao.

Nivel Energético:

Jue Yin (Yin Terminal).

Localización:

Dicho punto PC8 vamos a localizarlo en el borde radial del tercer metacarpiano, proximalmente a la articulación metacarpofalángica, en la cara palmar de la mano.

Anatomía Regional:

En la localización de PC8 vamos a tener que debajo de la piel y del tejido celular subcutáneo nos encontramos el espacio entre los tendones del músculo flexor superficial y profundo de los dedos, 2º músculo lumbrical, 1º músculo interóseo palmar y 2º músculo interóseo dorsal. Dando inervación a la zona se encuentra las ramas palmares del nervio mediano y con respecto al aporte sanguíneo vemos el tronco venoso palmar. Por otra parte, en la porción profunda de la zona encontramos el nervio mediano, la arteria digital palmar y el nervio propio digital palmar.

Punto pc8 laogong anatomía

Indicaciones tradicionales en la medicina china:

Según la medicina tradicional china en este se calma el Calor de Pericardio, del Jiao Medio y de Corazón y apacigua la mente, recupera la conciencia, regula el Estómago, refresca la Xue (sangre) y esclarece la capa del Ying, por lo que está indicado para tratar el Fuego de Estómago, los trastornos de la piel por el Calor en Xue, la pérdida de conciencia, el Calor de Pericardio, el miedo y la tristeza, la epilepsia por Flema Viento, el Calor en la capa Ying y las aftas.

Indicaciones:

En la actualidad vemos presente su uso para tratar tiña de

las manos, alteraciones mentales, dermatosis en las manos, convulsiones febriles infantiles, epilepsia, halitosis. Contra la hipertensión, disfagia, dolor cardiaco, anorexia, ictericia, gingivitis. Por último, lo vemos indicado para la apoplejía, coma, histeria, psicosis, angina de pecho, estomatitis, entumecimiento de los dedos, hiperhidrosis palmar.

Pc-8

Es un punto importante en la emisión de Qi (energía) en el QiGong.

4- Te presento este punto en la cara, es entre la nariz y el ojo es Vejiga 1 conocido como "Ojos Brillantes". Para localizarlo sentirás como un huequito o pequeña hendidura en el hueso del borde interno del ojo. Una Muesca.

V-1 Vejiga 1 "ojos brillantes" al dejar de presionar sentirás alivio y te refrescará la visión.

Nunca los dos lados a la vez.

Estos puntos son para si presentas molestias o alergias en los ojos, se presiona comenzando por 30 segundos y hasta un minuto o dos dependiendo del caso y repito NUNCA los dos lados a la vez en NINGÚN caso.

5- Este es el punto más famoso de los 365 de la Acupuntura Ordinaria.

Es **IG-4** Intestino Grueso 4

"La gran aspirina".

Cuando alguien ha sido afectado por un stroke (parálisis facial o de algún miembro superior).

Pellízcale las yemas de todos los dedos (manos y pies) y presiónale el punto de la mano **IG-4.**

Primero el lado no afectado si lo tiene y luego el otro un minuto cada vez. **nunca los dos lados a la vez.**

Estos puntos están unidos entre sí mediante líneas: son los

canales o meridianos, son conductores de energía, que los chinos llaman(Qi)chi. Los puntos son como nudos a lo largo de conductos por los que circula la energía o chi(Qi). Espero te sirva conocer un poco más o algo sobre la medicina tradicional china.

Y precisamente este punto IG4 hace mucha falta conozcas que ayuda con las alergias y cuando una persona sufre repentinamente una parálisis facial, se le debe presionar un lado y luego el otro pero sobretodo el lado opuesto.

Mas Teoría:

A la cara se le llama El Mar de los Puntos Yang.

Todo lo que está a la luz es Yang y lo que está a la sombra es Yin y se puede ver en los brazos y en las piernas 🦵 que la parte más oscura es a la que le da' el sol y por las extremidades corren doce canales tres desde los dedos a la cabeza por fuera y tres por delante desde la cara y desde el pecho a los dedos por dentro, son seis meridianos en cada extremidad y conducen la energía, seis en las extremidades superiores y seis en las extremidades inferiores 🦵 conectadas a órganos por donde fluye la sangre.

Por donde fluye la sangre fluye la energía.

Y qué es lo primero que haces cuando tienes dolor? Pues te tocas y cuando hay dolor hay estancamiento de la sangre y de la energía.

Con estas clases quiero ayudarte a desarrollar tu propia energía. Gracias 😊 .

Esta es la primera parte.

Aquí les dejo un examen para si quieres comprobar tus conocimientos puedes contestarme en privado.

1-¿Cuántos puntos conoces de la Acupuntura sin agujas?

2-¿Mencione un punto que ayuda con dolor en el hombro?

3-¿Cuál punto es usado en un estado ansioso?

4-¿Si tienes dolor de muelas, qué punto usarías?

5-¿Cuéntame con tus palabras por qué te gusta la Medicina Tradicional China?

6-¿Qué punto usaste para aliviarte o aliviar a algún familiar o amigo en estos días?

7-¿Cómo se le llama a la cara en la MTCH ?

8-¿Te pasaste la noche estudiando para un examen y tienes la vista cansada, dime qué punto usarías y cómo lo harías?

9-Mencione cuál de estos puntos conociste en esta primera parte del curso:

a__ V-1

b__ E-36

c__ IG-4

d__ P-9

e__ C-7

10- Al aplicar la presión en un punto, ¿con cuál dedo lo haces?

Envíame las respuestas a nohezamassage@gmail.com

ACERCA DEL AUTORA

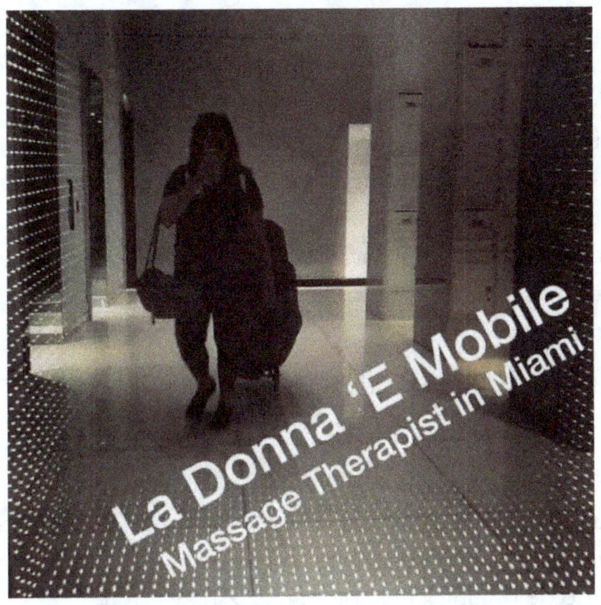

En estos 30 años mi primer curso fue' de *shiatsu* e iba desde Mulgoba Viejo en Boyeros (antes de llegar a Santiago de las Vegas) hasta el Nuevo Vedado (cerca del cementerio chino) en bicicleta 🚴 porque quería aprender algo útil, de ese primer maestro no sé qué será de su vida. Pero aprendí bastante con él y conocí a mi profesor Miguel Sanchen (QEPD) en una linda tertulia en el centro hebreo sefaradí una tarde adonde también iba en bicicleta 🚴 y estudiaba quiromasaje.

Un día mirando la televisión veo que entrevistan a unos maestros chinos que empezaban a impartir unos cursos en el hospital naval, y me dije:-"yo tengo que pasar esos cursos, ya que no puedo ir a China esta es mi oportunidad" y allá me fui, al naval, que queda en el otro extremo de la ciudad y conocí a aquellos maravillosos profesores. Los cursos eran para médicos que estudiaban medicina tradicional no había chance para mí pero yo les pedí que sólo quería mirar que me dieran una oportunidad y me dijeron que ya ese curso estaba como en una semana o dos y que no podían ponerme pero yo seguía insistiendo y me dejaban mirar y tomaba alguna nota y cada vez me interesaba más porque vi como llegaban pacientes con parálisis faciales provocados por factores exógenos (externos como corrientes de aire) y endógenos(internos como presión alta)y salían bien gracias a dios. Así me iba también los sábados al barrio chino al casino Chung Wah adonde atendían a los descendientes de chinos y a los pacientes de los demás alumnos como milagros de Mulgoba que llevó a un amigo de mi hermano con alopecia y con el martillito le daban en el lugar hasta que le salía sangre y luego le restregaban un diente de ajo que casualmente yo tenía en la cartera y le volvió a salir pelo, y a lirio de la clínica del dolor en calzada y dos, etc.

Y seguí aprendiendo y conociendo a tantas personas lindas que ya hoy no están y ayudando a curar y me vinculé de verdad y aunque hasta el último día me decían que no se podía, seguí insistiendo y el mismo día que ya iban a empezar las clases para aquellos médicos algunos buenísimos y otros pesadísimos (como en todas partes) unos minutos antes de comenzar como a las 6 y 45 am me dicen: "te vamos a dejar pasar el curso y dura tres meses por la mañana a las 7 tendrás la teoría y luego por la tarde la práctica en el policlínico" no podía creerlo, y les dije "no importa si no me dan diploma" y me contestaron "si te vamos a dar diploma"...si pude pasar esa barrera imagínense cómo no iba a aprender, de hecho me fui al casino chino y hasta idioma chino comencé a estudiar.

En Cuba era pleno periodo especial y no tenía muchas opciones no podía regresar a Miami me habían negado tres o cuatro veces el venir a esta ciudad y de contra mi padre se muere con solo 56 años se me cerró el regreso y mi madre se empezaba a quedar ciega como me había dicho mi tío Heriberto (QEPD) (Dr. Heri Risech)también que iba a suceder y fue el primero que me lo dijo cuando le pregunté sobre esa enfermedad que tenía mi mamá la tal uveítis. De la que no se sabía qué la producía ni qué la curaba y creo que aún no se sabe, a mi madre que era una mujer bellísima de ojos verdes, en Cuba al yo llegar y acompañarla todas las veces a la ceguera, le ponían unas inyecciones adentro del ojo para el dolor y se le salía el ojo completo cuando la inyectaban directo en el ojo aquellos medicamentos que le provocaron cataratas y al tener esa enfermedad que era la inflamación de la uvea no le podían poner el lente intraocular que le ponían a todos al operarse porque no lo resistía y le hicieron vitrectomías para limpiarle la mácula y tantas cosas que se quedó sin sus bellos ojos, ese día a día fue brutal muy difícil muy triste y cuando la llevé a que mis maestros chinos me la atendieran me la desahuciaron. Me dijeron que ya no podían hacer absolutamente nada, los médicos cubanos allí no se dieron por vencidos y la trataron en aquella sala de medicina tradicional y comenzó a salirle un líquido que terminó secándole los ojos. Muy duro soportar que mi madre perdiera la vista, aquí en el facebook están mis vecinos de allá, que la llevaban a la escuela de cieguitos de Bejucal adonde comenzó a valerse por ella misma y no sentirse inútil, es muy fuerte todo lo que tiene que pasar uno en esta vida pero hay que resignarse. Otro día cuento más, por ahora, les deseo muchas bendiciones y maravillas y amén 🎀

y

¿Por qué elegí esta profesión? Poder usar mis manos como método de sanación brindando mi energía que ha sido una bendición en estos 30 años que han pasado. Gracias a Dios y a la gran energía repito que puedo estudiar cada vez más y continuar. Gracias a todos los profesores, estudiantes, clientes, pacientes y a mi madre y mi esposo por el apoyo.

Testimonio gráfico

CASINO
CHUNG WAH
CLUB NACIONAL DE TAIJI

CERTIFICADO

A: _Yoheny Hernández Zamora_
por _Taller "Cambio de Vida"_

Dado en Ciudad de La Habana,

a los _13_ días del mes de _Diciembre_ del _2001_

Presidente Casino
CHUNG WAH

Profesor

Casa de Asia

Oficina del Historiador de la Ciudad

Se Otorga el Presente:

Certificado

A: *Noemí Hernández Zamora*

por: *su participación en el curso de "Chi Gong"*

Directora
Casa de Asia

Profesor

Presidente
Casino Chung Wah

Dado en Ciudad de La Habana a los *24* días del mes de *Junio* del año *2002*

Nohemy:

Felicitamos su cumpleaños y
deseamos que usted sea más joven
y linda.

Grupo de los especialistas
chinos.

孔陆村   高武科 1999.12.15.
于峰石邮.

CASINO
CHUNG WAH
CENTRO PRINCIPAL DE LA COMUNIDAD CHINA EN CUBA
Aula de Estudios Orientalistas y Disciplinas Tradicionales Chinas.

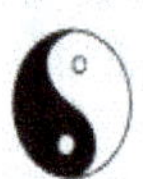

CERTIFICADO

A: Noemí Hernández Zamora

por Técnicas Faciales

Dado en Ciudad de La Habana,
a los 21 días del mes de Diciembre del 2003

Profesor

Presidente Casino

Profesor

CASINO
CHUNG WAH
CLUB NACIONAL DE TAIJI

CERTIFICADO

A: _Noemi Hernández Zamora_

por _Masaje Chino – 30 horas_

Dado en Ciudad de La Habana,

a los _30_ días del mes de _Octubre_ del _2000_

Presidente Casino
CHUNG WAH

Profesor

CASINO
CHUNG WAH
CLUB NACIONAL DE TAIJI

CERTIFICADO

A: Noemi Hernández Zamora
por Taijiquan Popular — 37,5 horas

Dado en Ciudad de La Habana.
a los 2 días del mes de Diciembre del 2000

Presidente Casino
CHUNG WAH

Profesor

CASINO

CHUNG WAH

CENTRO PRINCIPAL DE LA COMUNIDAD CHINA EN CUBA
Aula de Estudios Orientalistas y Disciplinas Tradicionales Chinas.

CERTIFICADO

A: *Yoemi Hernández Zamora*

por *Autoprotección Energética*

Dado en Ciudad de La Habana,
a los _15_ días del mes de _Marzo_ del _2002_

____
Profesor

____
Presidente Casino

____
Profesor

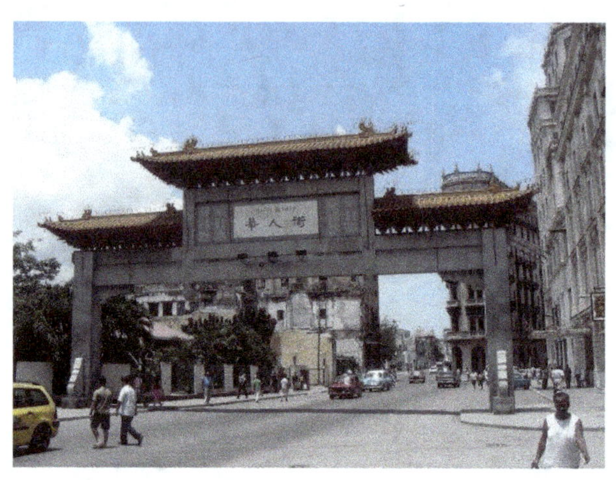

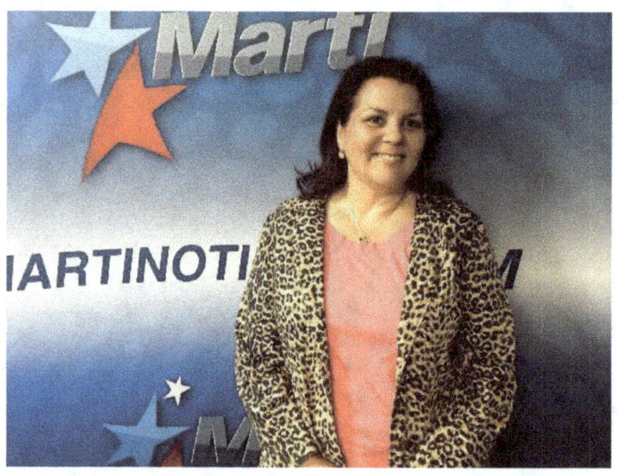
Martí
ARTINOTI

CASINO
CHUNG WAH
CLUB NACIONAL DE TAIJI

CERTIFICADO

A: _Noemí Hernández Tamara_

por _Curso de Formación de Magisterio – 5to año_

Dado en Ciudad de La Habana,

a los _2_ días del mes de _Diciembre_ del _2000_

Presidente Casino
CHUNG WAH

Profesor

Ciudad de la Habana, 9 de Junio del 2003.
" AÑO DE GLORIOSOS ANIVERSARIOS DE MARTI Y DEL MONCADA"

A QUIEN PUEDA INTERESAR:

Por medio de la presente le comunicamos que la cra. NOEMI
HERNANDEZ ZAMORA participa como modelo en los curses de ---
Masaje Occidental y Masaje Chino, con plena sastifacción de
los Organizadores.

Para conocimientos y efectos pertinentes,

Queda de Ud.

Atentamente,

Miguel Banchón Rodriguez
Aula de Estudios Orientalistas
y Disciplinas Tradicionales Chinas

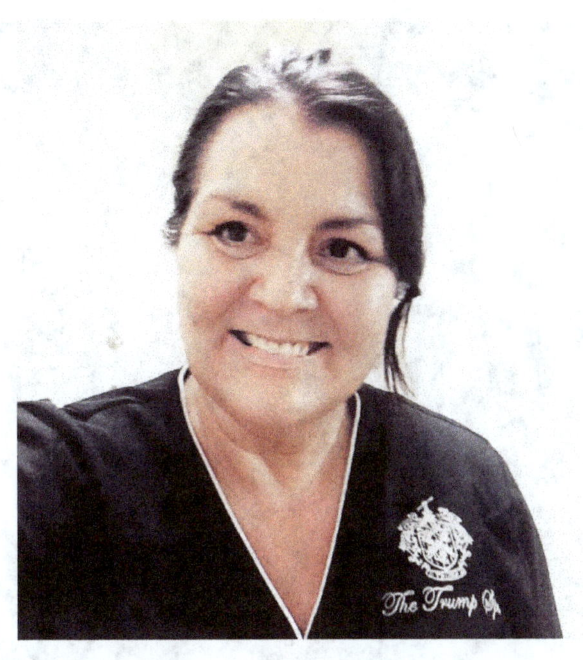

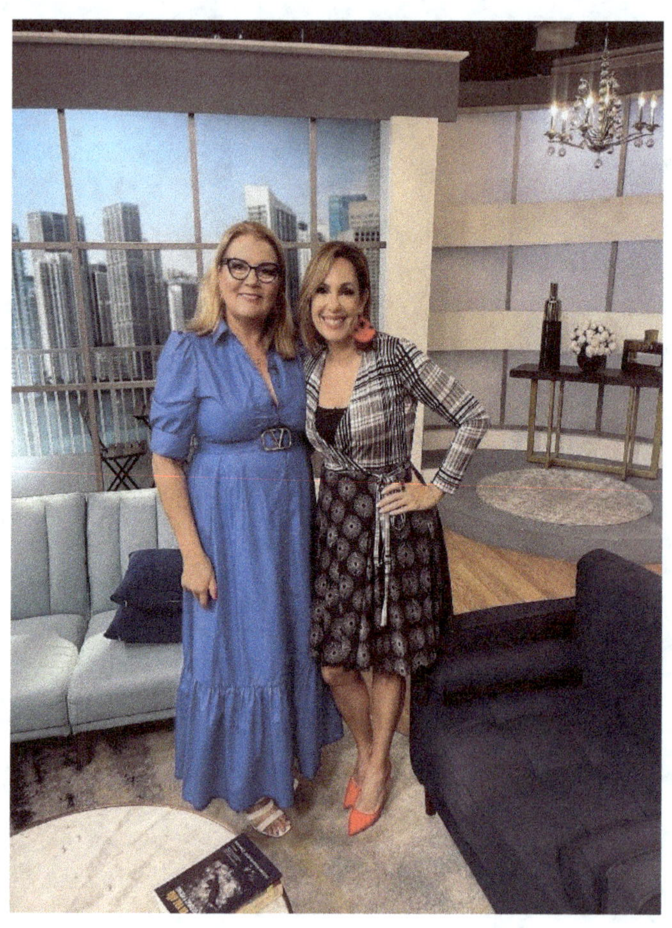

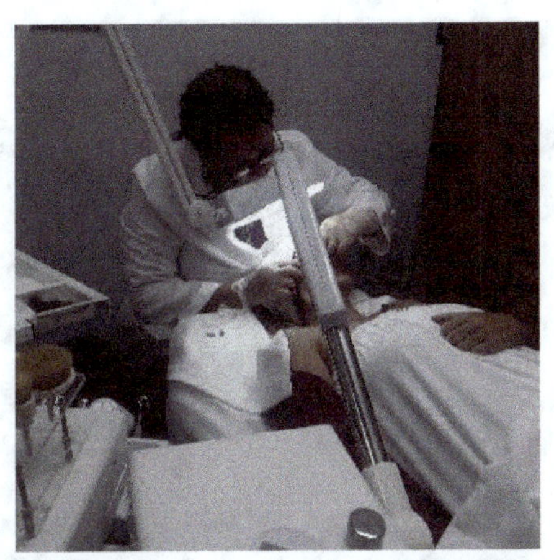

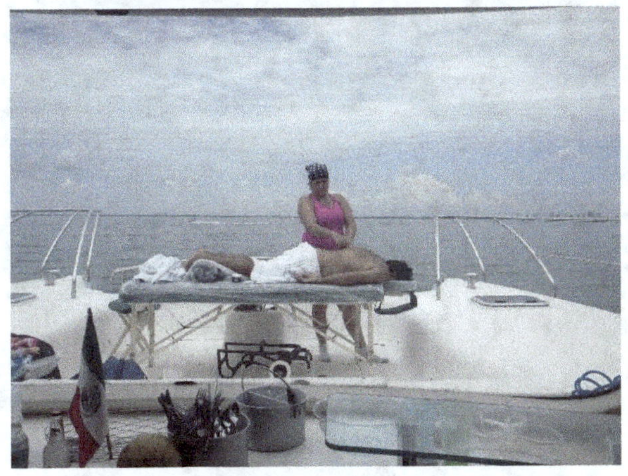

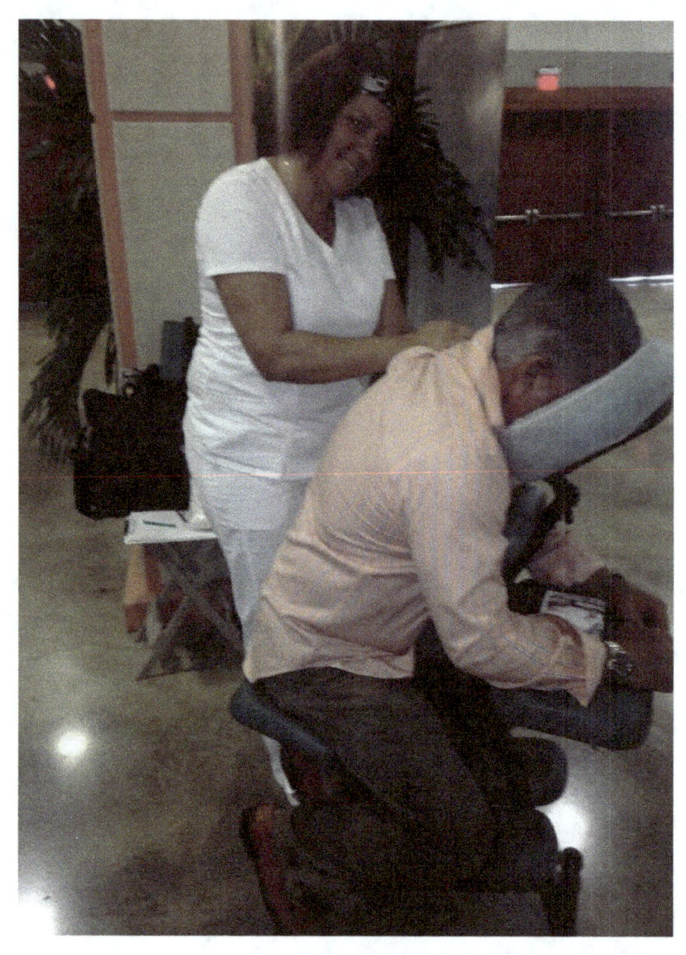

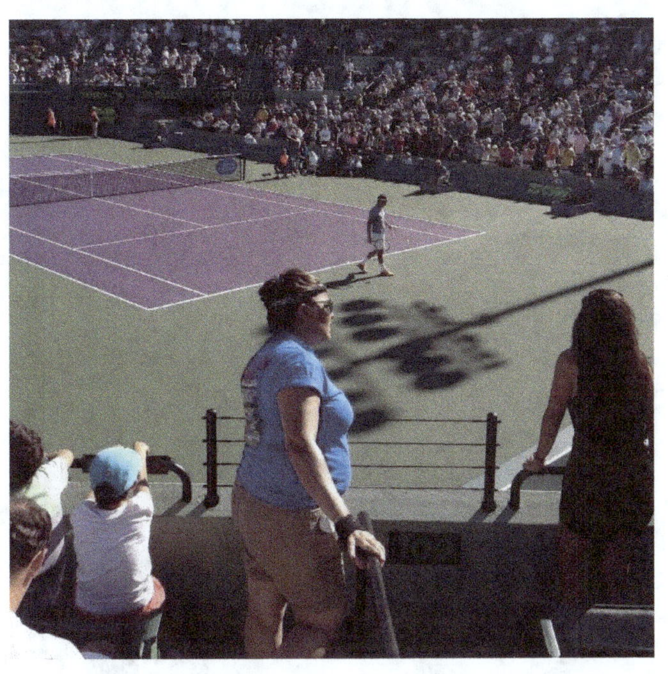

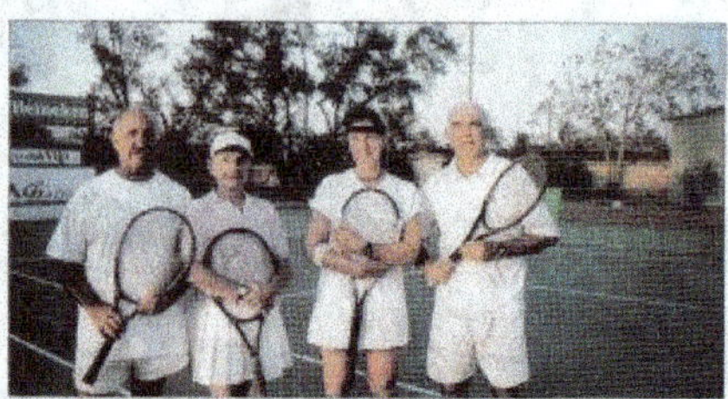

João Cassiano Neves, Patrícia de la Paz, Teresa Vicente e Rolando Martínez

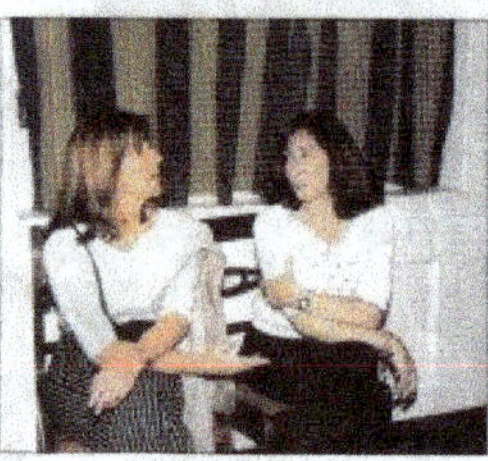

Nucha Sanaga e Anunção Barros

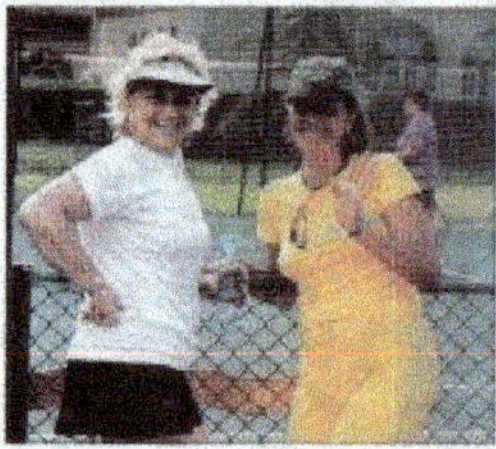

Isaleti e Nica Abecasis

...tar Manuela Gentil por 9/3, na categoria de pares homens Vasco Costa/António Pimenta venceram Fernando Pires/Emílio Herrera, por 9/5, e na categoria de pares mistos Teresa Vicente/Rolando Martínez venceram Patrícia de la Paz e João Cassiano Neves por 9/6.

No final dos jogos foi oferecido aos jogadores um cocktail seguido de jantar, no clube. Seguiu-se a cerimónia de distribuição dos prémios.

No quinto dia o grupo deslocou-se a Varadero, tendo como principal destino a magnífica praia junto ao Hotel Meliá Las Américas. No green deste hotel teve lugar um torneio de golfe, de que saiu vencedor Pedro Costa Macedo.

Do programa fez ainda parte um passeio exclusivo em catamarã até às ilhas de Cayo Blanco, junto às quais foi possível nadar e assistir à pesca de lagostas, que depois foram cozinhadas para o grupo.

Também as noites foram sempre muito animadas, com idas às discotecas locais e a alegria contagiante das danças latino-americanas. Enfim, a pretexto do ténis, foi uma semana muito bem passada em Cuba §

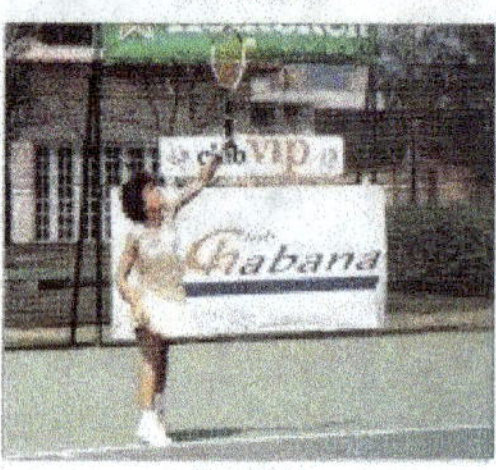

Marisa João Barata

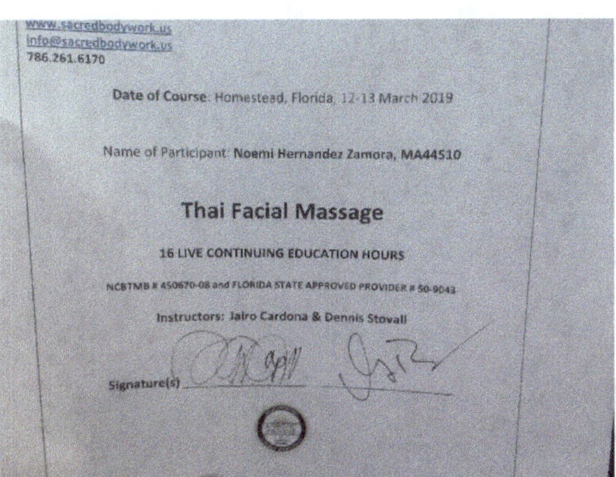

www.sacredbodywork.us
info@sacredbodywork.us
786.261.6170

Date of Course: Homestead, Florida, 12-13 March 2019

Name of Participant: Noemi Hernandez Zamora, MA44510

Thai Facial Massage

16 LIVE CONTINUING EDUCATION HOURS

NCBTMB # 450670-08 and FLORIDA STATE APPROVED PROVIDER # 50-9043

Instructors: Jairo Cardona & Dennis Stovall

Signature(s)

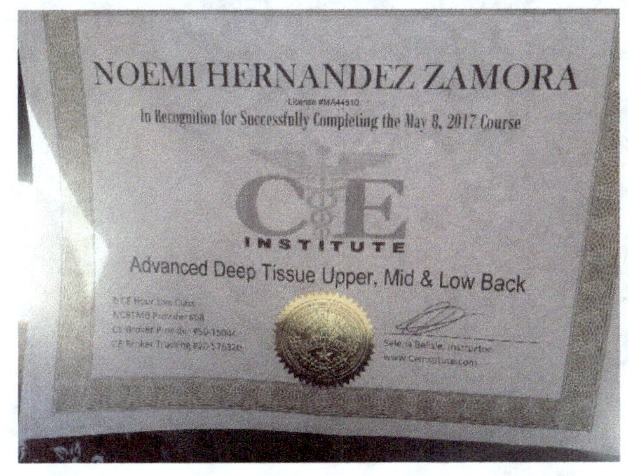

NOEMI HERNANDEZ ZAMORA
License #MA44510
In Recognition for Successfully Completing the May 8, 2017 Course

CE
INSTITUTE

Advanced Deep Tissue Upper, Mid & Low Back

8 CE Hour Live Class
NCBTMB Provider 658
CE Broker Provider #50-15094
CE Broker Tracking #20-576320

Selena Behnke, Instructor
www.CEInstitute.com

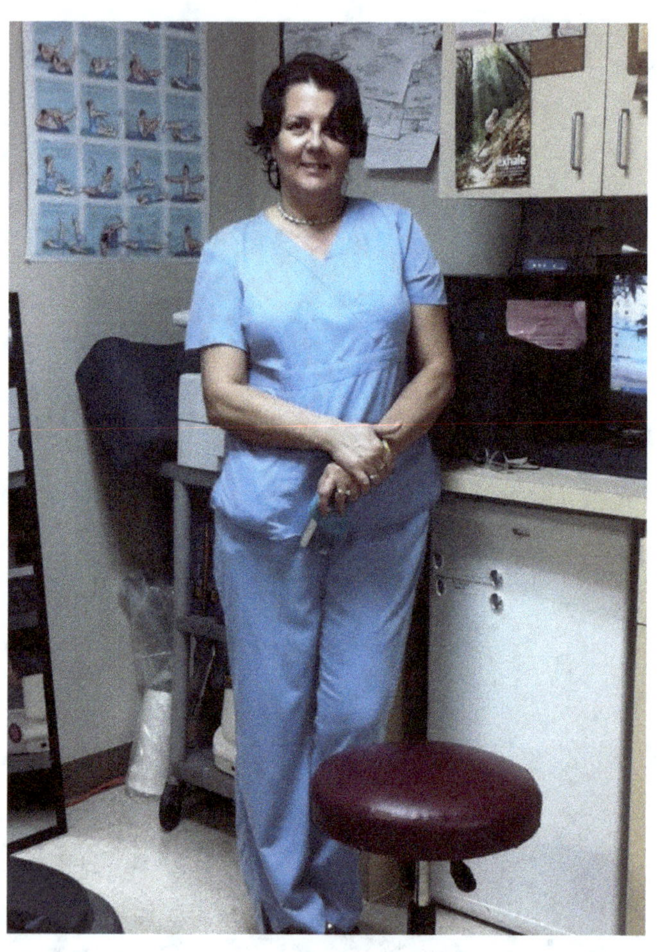

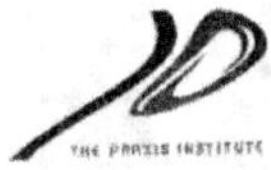

Miami Campus
1650 SW 8th Street
Fourth Floor
Miami, Florida 33135

P: 305.642.4104
F: 305.642.6063
praxis@praxis.edu

Hialeah Campus
4182 West 12th Avenue
Second Floor
Hialeah, Florida 33012

P: 305.556.1424
F: 305.558.1422

www.praxis.edu

Licensed by
The Commission for
Independent Education

Accredited by
The Commission of
The Council on
Occupational Education

Accredited by CAPTE
Commission on Accreditation
in Physical Therapy Education

ACOTE
Accreditation Council for
Occupational Therapy Education

Approved by
Florida Board of
Therapeutic Massage

February 22, 2021

<u>Re: Noemi Hernandez Zamora</u>

To Whom It May Concern:

This letter is to confirm that **Noemi** Hernandez Zamora successfully completed the class on SHIATSU on 7/6/2004. This class is included in the Allied Modalities module. The Shiatsu class is composed of 35 clock hours which includes theory and hands-on practice.

Noemi Hernandez Zamora began the program in February 2, 2004 and completed it in January 20, 2005.

If we can be of further assistant, do not hesitate to contact me.

Best Regards,

Renee O. Scioville
The praxis Institute
Placement Officer /Student Services

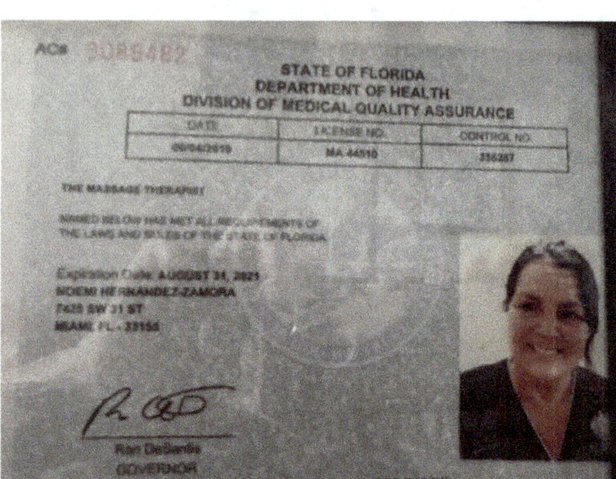

AC# 30B9482

STATE OF FLORIDA
DEPARTMENT OF HEALTH
DIVISION OF MEDICAL QUALITY ASSURANCE

DATE	LICENSE NO.	CONTROL NO.
05/04/2019	MA 44510	336287

THE MASSAGE THERAPIST

NAMED BELOW HAS MET ALL REQUIREMENTS OF
THE LAWS AND RULES OF THE STATE OF FLORIDA

Expiration Date: AUGUST 31, 2021
NOEMI HERNANDEZ-ZAMORA
7425 SW 31 ST
MIAMI FL - 33155

Ron DeSantis
GOVERNOR

DISPLAY IF REQUIRED BY LAW

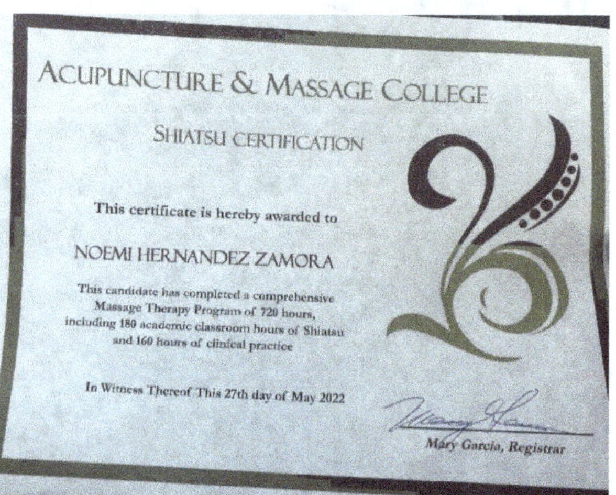

ACUPUNCTURE & MASSAGE COLLEGE

SHIATSU CERTIFICATION

This certificate is hereby awarded to

NOEMI HERNANDEZ ZAMORA

This candidate has completed a comprehensive
Massage Therapy Program of 720 hours,
including 180 academic classroom hours of Shiatsu
and 160 hours of clinical practice

In Witness Thereof This 27th day of May 2022

Mary Garcia, Registrar

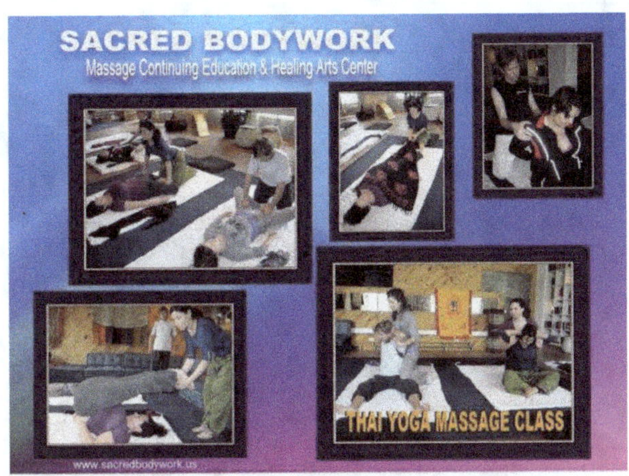

SACRED BODYWORK
Massage Continuing Education & Healing Arts Center
THAI YOGA MASSAGE CLASS
www.sacredbodywork.us

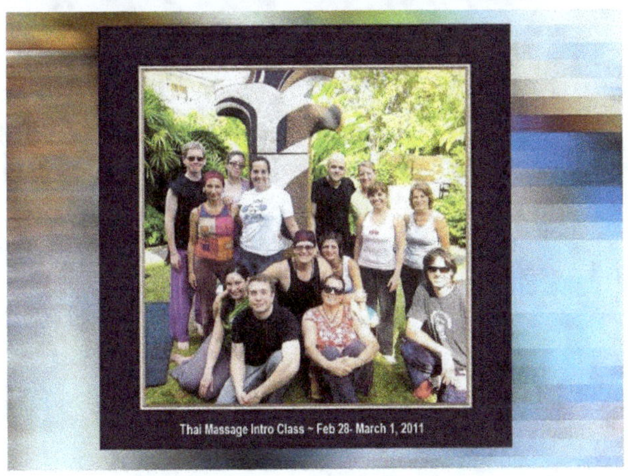

Thai Massage Intro Class ~ Feb 28- March 1, 2011

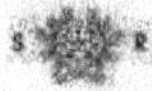

EMBAIXADA DE PORTUGAL

A QUIEN PUEDA INTERESAR

Hago constar que la Señora **NOEMI HERNANDEZ ZAMORA** realizó trabajos como Masajista y Fisioterapeuta en los Torneos de Golf y Tennis que tuvieron lugar en días pasados auspiciados por "Pro Spin" y Olá Semanario, de Portugal, habiendo realizado una destacada labor, que fue objeto de elogios y felicitaciones.

Ciudad de La Habana, 2 de mayo de 2002.

Alfredo Duarte Costa
Embajador de Portugal

National Certification Board for
Therapeutic Massage and Bodywork

Let It Be Known That

Noemi Hernandez-Zamora

*has demonstrated the fundamental knowledge required for competency in
this profession and is hereby awarded the designation*

Nationally Certified in Therapeutic Massage and Bodywork

2005
Certified Since

June 30, 2009
Expiration Date

432747-00
National Certification Number

NCBTMB

**NATIONAL CERTIFICATION FOR THERAPEUTIC MASSAGE AND BODYWORK
PRELIMINARY CANDIDATE SCORE REPORT**

NOEMI HERNANDEZ-ZAMORA
1034 SW 29 CT
MIAMI, FL 33135

SG
CANDIDATE ID: 001737319

EXAMINATION: National Certification Examination
EXAM DATE: 6/15/2005 1:50:49 PM
EXAM RESULT: **Pass**

Congratulations! You have passed the National Certification Examination for Therapeutic Massage and Bodywork (NCE). This determination is not final until you receive your official score report. Your official score report will be mailed to you from The Chauncey Group International within two to three business days.

You will receive your certificate and *Recertification Handbook* directly from NCBTMB in eight to ten weeks. If you have any questions, please contact NCBTMB at:

National Certification Board for Therapeutic Massage and Bodywork
Attention: Eligibility Department
8201 Greensboro Drive
Suite 300
McLean, VA 22102

Phone: (703) 610-9015

The information below shows your performance in each of the general knowledge content areas. For additional information about the content areas, please consult the *National Certification Examination Candidate Handbook*.

Candidate Diagnostic Report for the NCETMB

Passing Score: 300   **Your Score: Passed**   **Exam Result: Pass**

	Content Area	Level Indicator
I.	General Knowledge of Body Systems	High
II.	Detailed Knowledge of Anatomy, Physiology, and Kinesiology	High
III.	Pathology	High
IV.	Therapeutic Massage and Bodywork Assessment	Area of Improvement
V.	Therapeutic Massage and Bodywork Application	Area of Improvement
VI.	Professional Standards, Ethics, Business and Legal Practices	Medium

THE PRAXIS INSTITUTE

1850 SW 8th St. 4th Floor
Miami Florida 33135
Telephone: (305) 642-4104

OFFICIAL TRANSCRIPT

NAME OF STUDENT: HERNANDEZ, NOEMI

SOCIAL SECURITY:

DATES OF ATTENDANCE: 02-09-04

GRADUATION DATE: 01-20-05

COURSE THERAPEUTIC MASSAGE	HOURS REQUIRED	HOURS TAKEN	GRADE
Anatomy & Physiology	150	261	B
Massage Theory & Clinical Practicum	225	235	A
Allied Modalities	97	99,5	B
Hydrotherapy	15	15	C
Florida Statutes& Rules	10	12	B
HIV/AIDS	4	4	A
Medical Errors		2	A
TOTAL	500	628,5	B

In our judgment, this student has the talent, personality and the necessary qualification to succeed in this kind of work.

REBECA ALFIE
Director

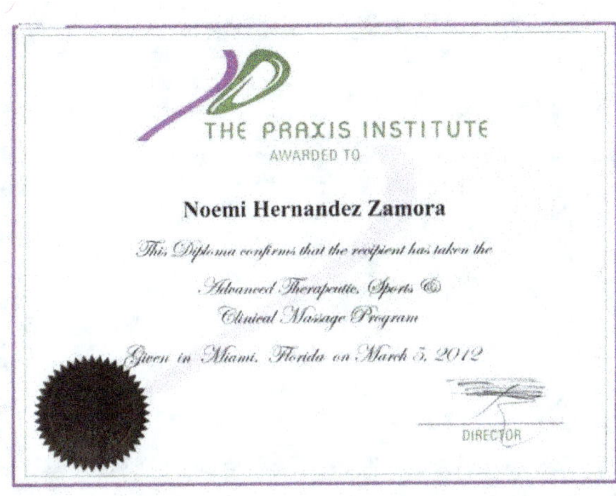

THE PRAXIS INSTITUTE
AWARDED TO
Noemi Hernandez Zamora
This Diploma confirms that the recipient has taken the
Advanced Therapeutic, Sports &
Clinical Massage Program
Given in Miami, Florida on March 5, 2012
DIRECTOR

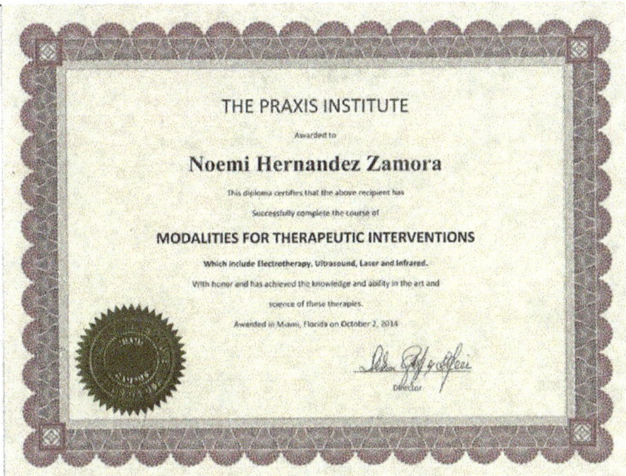

THE PRAXIS INSTITUTE
Awarded to
Noemi Hernandez Zamora
This diploma certifies that the above recipient has
Successfully complete the course of
MODALITIES FOR THERAPEUTIC INTERVENTIONS
Which include Electrotherapy, Ultrasound, Laser and Infrared.
With honor and has achieved the knowledge and ability in the art and
science of these therapies.
Awarded in Miami, Florida on October 2, 2014
Director

CERTIFICATE OF ACHIEVEMENT

This certificate is awarded to

NOEMI HERNANDEZ ZAMORA
MASSAGE LICENSE# FL MA 44510

for successfully completing the course

AROMATHERAPY CERTIFICATION
LEVEL ONE

COURSE# 20-29857

SEPTEMBER 22-23, 2014

HAMPTON INN, MIAMI, FLORIDA.

Presented by instructor Katie Haley in conjunction with

UNIVERSAL TOUCH, INC.
406 REPUBLIC COURT, DEERFIELD BEACH, FL. 33442
AN APPROVED CE PROVIDER OF THE NCBTMB # 451527-11 / FLORIDA STATE # 50-4150

TWELVE (12)
CE Credit Hours Earned

Katie Haley
Signature

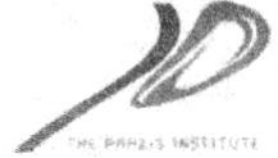

THE PRAXIS INSTITUTE

Main Campus
1630 S.W. 8th Street
4th Floor
Miami, FL 33135

Phone (305) 642-4104
Fax (305) 642-6063
praxis@the-praxisinstitute.com

Hialeah Campus
2152 W. 12th Avenue
Hialeah, FL 33012

Phones (305) 556-3424
Fax (305) 556-3622

www.the-praxisinstitute.com

Licensed by
The Commission for
Independent Education

Accredited by
The Commission of
The Council on
Occupational Education

Approved by
Florida Board of
Therapeutic Massage

OFFICIAL TRANSCRIPT

NAME OF STUDENT: HERNANDEZ ZAMORA NOEMI

SOCIAL SECURITY:  PERSONAL INFORMATION

DATES OF ATTENDANCE: 02-09-04

COMPLETE DATE: 03-05-12

ADVANCED THERAPEUTIC MASSAGE SPORT & CLINICAL MASSAGE	HOURS REQUIRED	HOURS TAKEN	GRADE
Anatomy & Physiology	150	469	B
Basic Massage Theory & History	100	119	A
Clinical Practicum	125	260	A
Allied Modalities	76	99.5	B
Business	15	15	B
Theory and Practice of Hydrotherapy	15	15	C
Florida law and Rules	10	12	B
Professional Ethics	4	4	B
HIV/AIDS	3	3	A
Medical Errors	2	2	A
TOTAL	500	998.5	B

I hereby certify that to the best of may knowledge and belief the foregoing is a true statement of the record of the individual named on this form.

ZOILA ESPINOSA
EDUCATION OFFICER

THE PRAXIS INSTITUTE

Test Scores – <u>Therapeutic Massage Technician</u>

044-04   Name: <u>NOEMI HERNANDEZ</u>   Start Date: <u>2/9/200</u>   Clock Hours <u>600</u>

Shift: <u>Morning</u>

Description	Date	Grade
MUSCULAR SYSTEM	3/8/2004	70.0
HEALTH, HYGIENE & SANITATION	3/11/2004	100.0
NERVOUS SYSTEM	3/29/2004	70.0
ENDOCRINE SYSTEM	4/7/2004	76.0
CIRCULATORY SYSTEM	4/26/2004	78.0
RESPIRATORY SYSTEM	5/3/2004	90.0
DIGESTIVE SYSTEM	5/10/2004	74.0
URINARY SYSTEM	5/17/2004	90.0
THERAPEUTIC MASSAGE	6/7/2004	80.0
MASSAGE LAW & BUSINESS	6/14/2004	88.0
HYDROTHERAPY	6/22/2004	74.0
SHIATSU	7/6/2004	92.0
EVALUATION PRACTICE #1	7/22/2004	100.0
ALLIED MODALITIES	7/28/2004	72.0
INTRODUCTION CELL & TISSUES	8/17/2004	92.0
INTEGUMENTARY SYSTEM	8/25/2004	98.0
SKELETAL SYSTEM	9/9/2004	82.0
EVALUATION PRACTICE #2	1/20/2005	88.0
	Average:	84.1

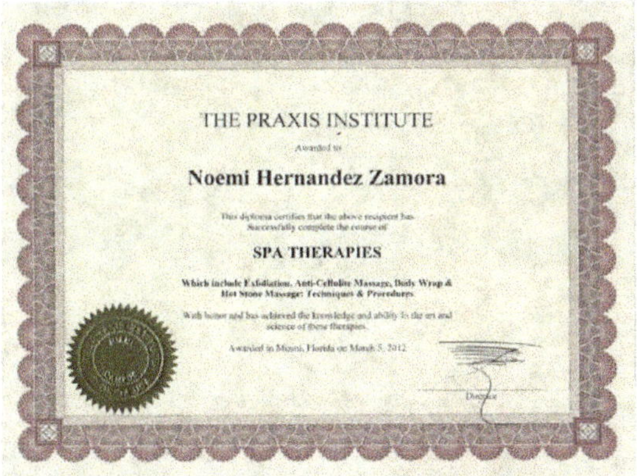

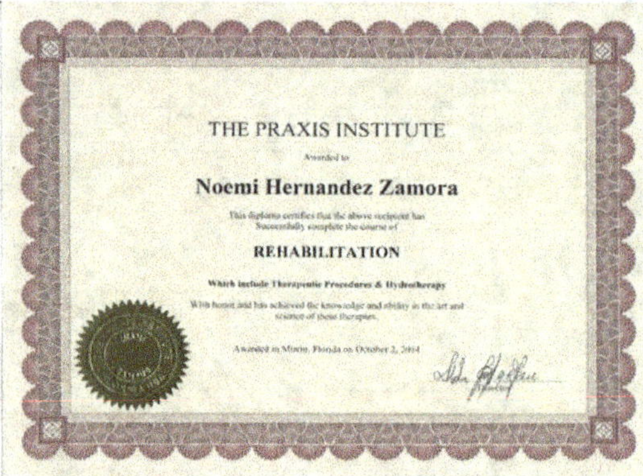

THE PRAXIS INSTITUTE
Awarded to
Noemi Hernandez Zamora
This diploma certifies that the above recipient has
Successfully complete the course of
REHABILITATION
Which include Therapeutic Procedures & Hydrotherapy
With honor and has achieved the knowledge and ability in the art and
science of these therapies.
Awarded in Miami, Florida on October 2, 2014

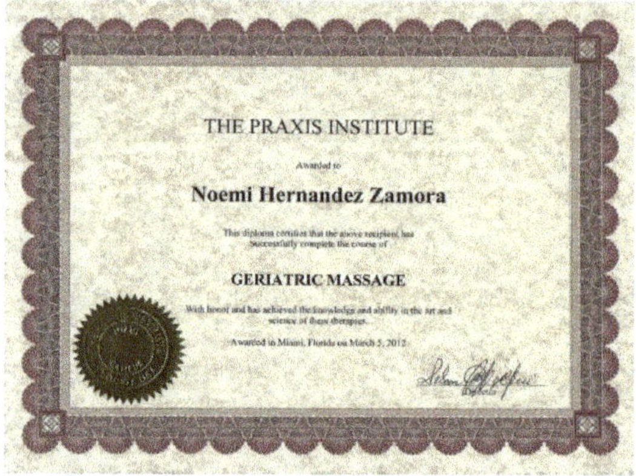

THE PRAXIS INSTITUTE
Awarded to
Noemi Hernandez Zamora
This diploma certifies that the above recipient has
Successfully complete the course of
GERIATRIC MASSAGE
With honor and has achieved the knowledge and ability in the art and
science of these therapies.
Awarded in Miami, Florida on March 5, 2012

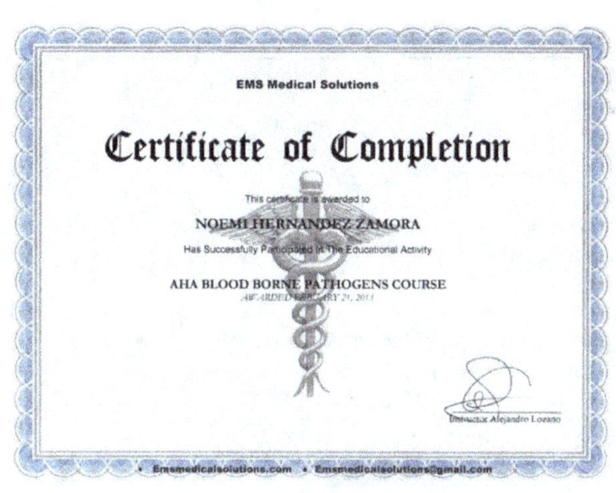

EMS Medical Solutions
Certificate of Completion
This certificate is awarded to
NOEMI HERNANDEZ ZAMORA
Has Successfully Participated In The Educational Activity
AHA BLOOD BORNE PATHOGENS COURSE
AWARDED FEBRUARY 21, 2013
Instructor Alejandro Lozano
Emsmedicalsolutions.com • Emsmedicalsolutions@gmail.com

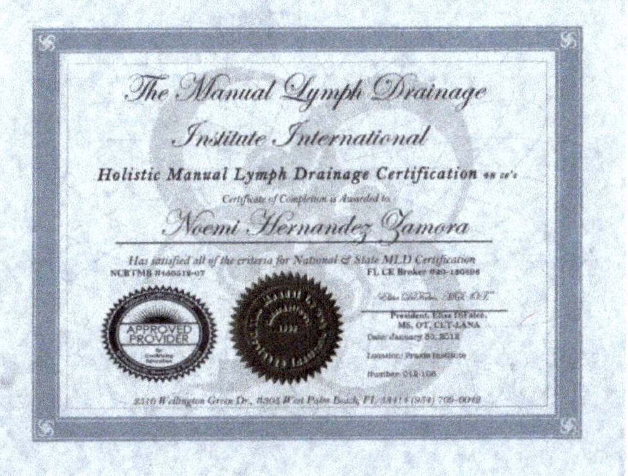

The Manual Lymph Drainage
Institute International
Holistic Manual Lymph Drainage Certification 48 ce's
Certificate of Completion is Awarded to
Noemi Hernandez Zamora
Has satisfied all of the criteria for National & State MLD Certification
NCBTMB #460512-07
FL CE Broker #20-180406
President, Elias DiFatei,
MS, OT, CLT-LANA
Date: January 30, 2018
Location: Praxis Institute
Number: 012-108
2510 Wellington Green Dr., #205 West Palm Beach, FL 33411 (954) 706-0042

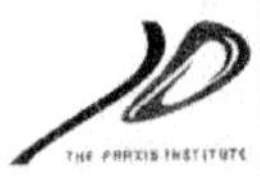

Miami Campus
1850 SW 8th Street
Fourth Floor
Miami, Florida 33135

P: 305.642.4104
F: 305.642.6063
praxis@praxis.edu

Hialeah Campus
4182 West 12th Avenue
Second Floor
Hialeah, Florida 33012

P: 305.586.1424
F: 305.586.1422

www.praxis.edu

Licensed by
The Commission for
Independent Education

Accredited by
The Commission of
The Council on
Occupational Education

Accredited by CAPTE
Commission on Accreditation
in Physical Therapy Education

ACOTE
Accreditation Council for
Occupational Therapy Education

Approved by
Florida Board of
Therapeutic Massage

February 22, 2021

Re: Noemi Hernandez Zamora

To Whom It May Concern:

This letter is to confirm that **Noemi** Hernandez Zamora successfully completed the class on SHIATSU on 7/6/2004. This class is included in the Allied Modalities module. The Shiatsu class is composed of 35 clock hours which includes theory and hands-on practice.

Noemi Hernandez Zamora began the program in February 2, 2004 and completed it in January 20, 2005.

If we can be of further assistant, do not hesitate to contact me.

Best Regards,

Renee O. Scioville
The praxis Institute
Placement Officer /Student Services

International Academy of NeuroMuscular Therapies
Saint Petersburg, Florida

Be it known that

Noemi Hernandez Zamora

is hereby certified as a

NeuroMuscular Therapist

having completed a program of study and successfully passed theoretical and practical examinations in
subjects fulfilling the requirements as prescribed by the NeuroMuscular Training Center
and The Praxis Institute for certification. In testimony whereof,
we have hereto subscribed our name and affixed our seal.

March 5, 2012

Judith DeLany, Director

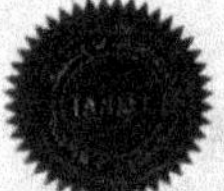

STATE OF FLORIDA
DEPARTMENT OF HEALTH   AC# 6499604
DIVISION OF MEDICAL QUALITY ASSURANCE

DATE   LICENSE NO.   CONTROL NO.
04/09/2015   RCA 13985   29874

The REGISTERED CHIROPRACTIC ASSISTANT
named below has met all requirements of
the laws and rules of the state of Florida.

Expiration Date: MARCH 31, 2016

NOEMI HERNANDEZ ZAMORA

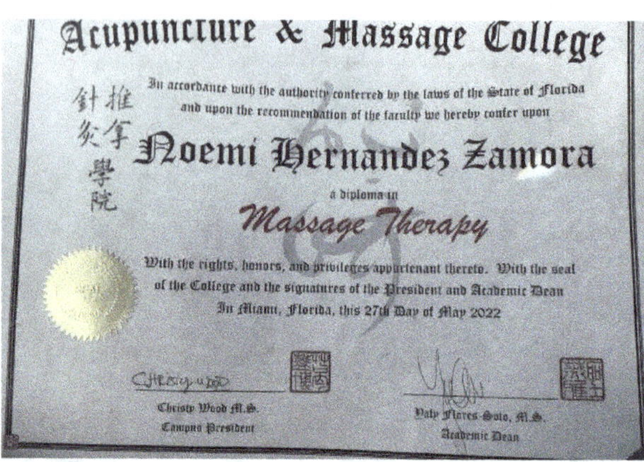
Acupuncture & Massage College
針推灸拿學院
In accordance with the authority conferred by the laws of the State of Florida
and upon the recommendation of the faculty we hereby confer upon
Noemi Hernandez Zamora
a diploma in
Massage Therapy
With the rights, honors, and privileges appurtenant thereto. With the seal
of the College and the signatures of the President and Academic Dean
In Miami, Florida, this 27th Day of May 2022
Christy Wood M.S.
Campus President
Yaly Flores-Soto, M.S.
Academic Dean

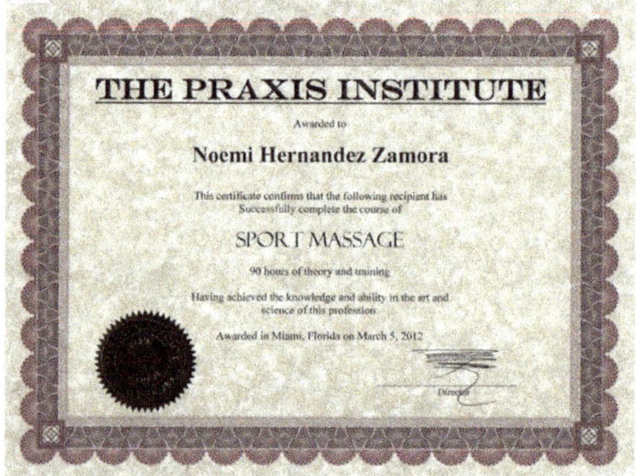
THE PRAXIS INSTITUTE
Awarded to
Noemi Hernandez Zamora
This certificate confirms that the following recipient has
Successfully complete the course of
SPORT MASSAGE
90 hours of theory and training
Having achieved the knowledge and ability in the art and
science of this profession
Awarded in Miami, Florida on March 5, 2012
Director

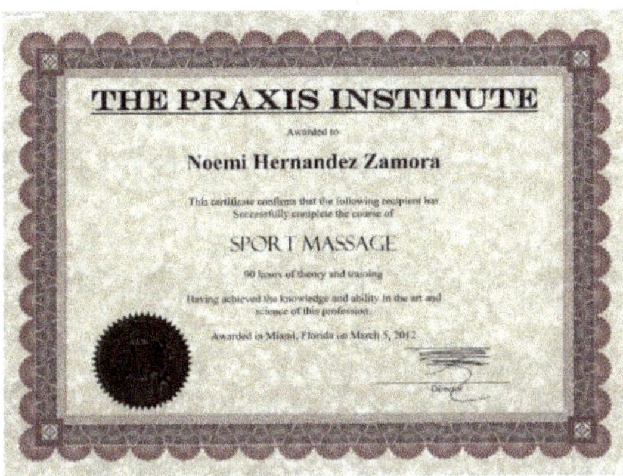

THE PRAXIS INSTITUTE
Awarded to
Noemi Hernandez Zamora
This certificate confirms that the following recipient has Successfully complete the course of
SPORT MASSAGE
90 hours of theory and training
Having achieved the knowledge and ability in the art and science of this profession.
Awarded in Miami, Florida on March 5, 2012

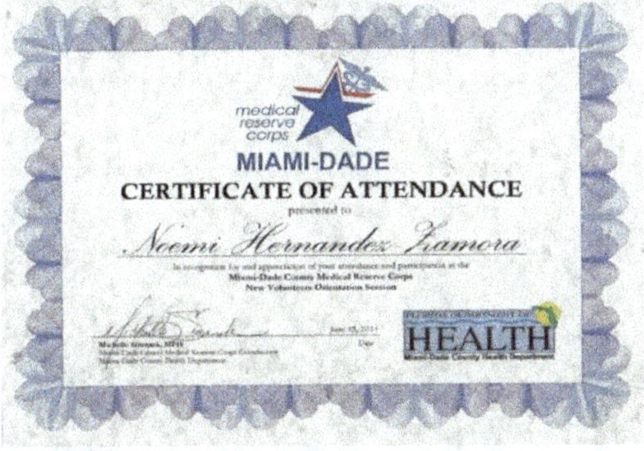

medical reserve corps
MIAMI-DADE
CERTIFICATE OF ATTENDANCE
presented to
Noemi Hernandez Zamora
In recognition for and appreciation of your attendance and participation at the
Miami-Dade County Medical Reserve Corps
New Volunteers Orientation Session
June 15, 2011
HEALTH

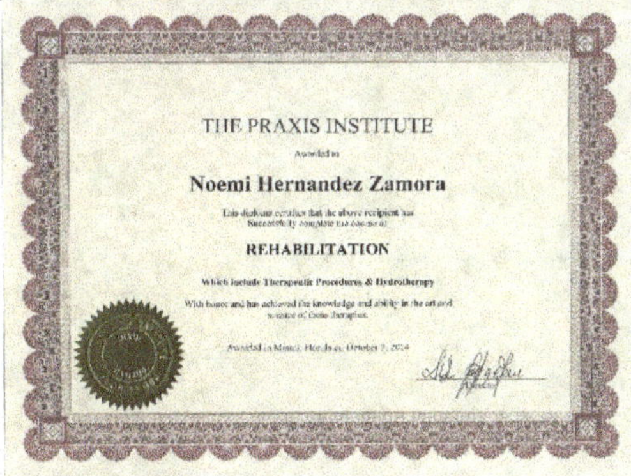

THE PRAXIS INSTITUTE
Awarded to
Noemi Hernandez Zamora
This certificate certifies that the above recipient has Successfully complete the course of
REHABILITATION
Which include Therapeutic Procedures & Hydrotherapy
With honor and has achieved the knowledge and ability in the art and science of basic therapies.
Awarded in Miami, Florida on October 7, 2014

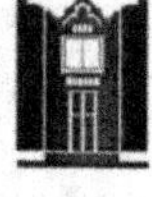

International Academy of NeuroMuscular Therapies
NMT Center
900 14th Avenue North
St. Petersburg, FL 33705
(727) 821-7167
www.nmtcenter.com

March 29, 2012

Noemi Hernandez Zamora

To Newly Certified NMT Practitioners:

I open this note to you with deep appreciation and acknowledgment of the steps you have completed in attaining your certification. I know that you spent many long hours preparing for your exam and some long "sweating through it" minutes to accomplish the task.

As you begin your career, I hope that your efforts show up for you in the effective treatment of your clients, and that your practice grows and fulfills your goals and dreams. Let us know how you are and stay in close touch. If your address or phone number changes, please notify us so that we know where you relocate. We frequently receive requests for referrals to certified neuromuscular therapists throughout the United States, so it is important that you keep us up-to-date!

The staffs of International Academy of NeuroMuscular Therapy (IANMT), NMT Center, and The Praxis Institute extend their congratulations to you and wish you continued success in your attainment of excellence in your career. We are proud of you and send you our love along with this certificate. We now include you in our task of altering the health care system to include NMT as a viable modality for the treatment of pain. Together, we can truly make a difference on the planet!

Sincerely,

Judith (Walker) DeLany, LMT
Director, NMT Center

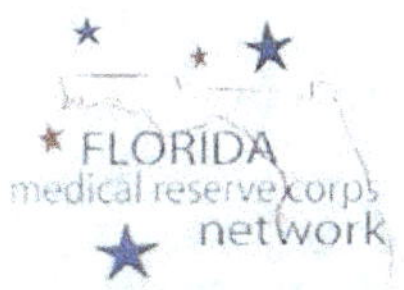

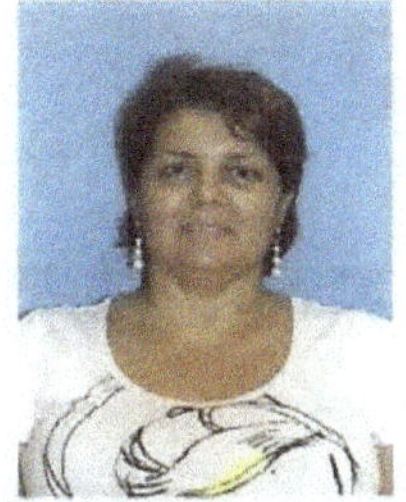

Noemi Hernandez Zamora
Miami-Dade County MRC
2/18/2015

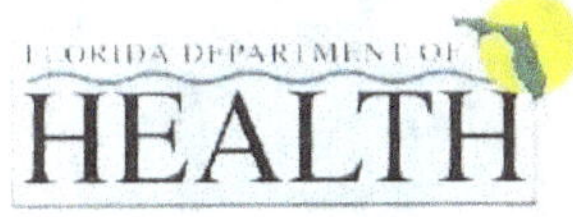

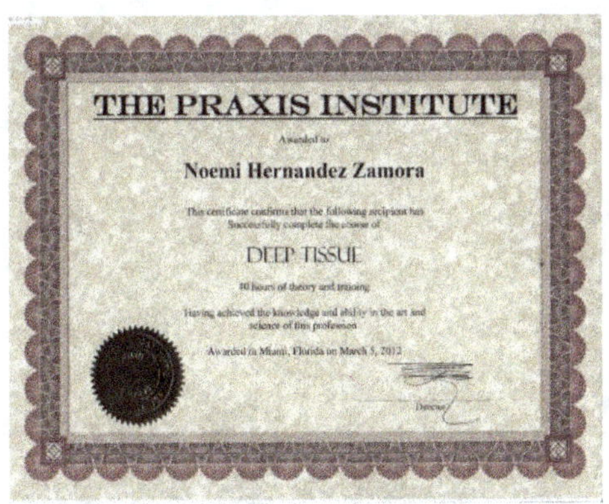

INSTITUTO SUPERIOR DE MEDICINA MILITAR
"Dr. LUIS DIAZ SOTO"

CERTIFICADO acreditativo del Curso Básico

de: _________ MASAJE TUINA __________

otorgado al compañero (a): _____________

_________ NORBEY HERNANDEZ ZAMORA _________

por haber cursado y aprobado con evaluación de:

_________________ BIEN _________________

efectuado del __1.3.99__ *al* __30.4.99__

con un total de __120__ *horas de duración.*

y profesores de la República Popular China :

Chang Juo Bing

Gao Woke

Kun de shu

SUBTITUTO DEL JEFE ISMM
PARA EL TRABAJO DOCENTE

No. DEL REGISTRO __5/23__

CASINO
CHUNG WAH
CLUB NACIONAL DE TAIJI

CERTIFICADO

A: _Nohema Hernández Zamora_

por _Reflexología pie y mano_

Dado en Ciudad de La Habana,

a los _15_ días del mes de _Diciembre_ del _2021_

Presidente Casino
CHUNG WAH

Profesor

CASINO
CHUNG WAH
CLUB NACIONAL DE TAIJI

CERTIFICADO

A: Noemí Hernández Zamora

por Masaje Occidental – 32 horas

Dado en Ciudad de La Habana,

a los 30 días del mes de _Septiembre_ del 2000

Presidente Casino
CHUNG WAH

Profesor

古巴中華總會館
CASINO CHUNG WAH

AMISTAD No. 420 3ER. PISO
HABANA, CUBA   TLF. 63-1962
                63-5997

Ciudad de La Habana,
Agosto 29 del 2000
"Año del 40 Aniversario de la
Decisión de Patria o Muerte"

A: Escuela de Idiomas "Abraham Lincoln"

DE: Casino Chino "Chung Wah"

ASUNTO: Idioma Chino

Por este medio hacemos de su conomiento que la compañera - -
NOEMI HERNANDEZ ZAMORA comenzó clases de Idioma Chino en nues
tro Centro el pasado Curso.

Todo lo que comunicamos a los efectos procedentes,

Saludos,

Alfonso Y. Chao Chiu
Presidente

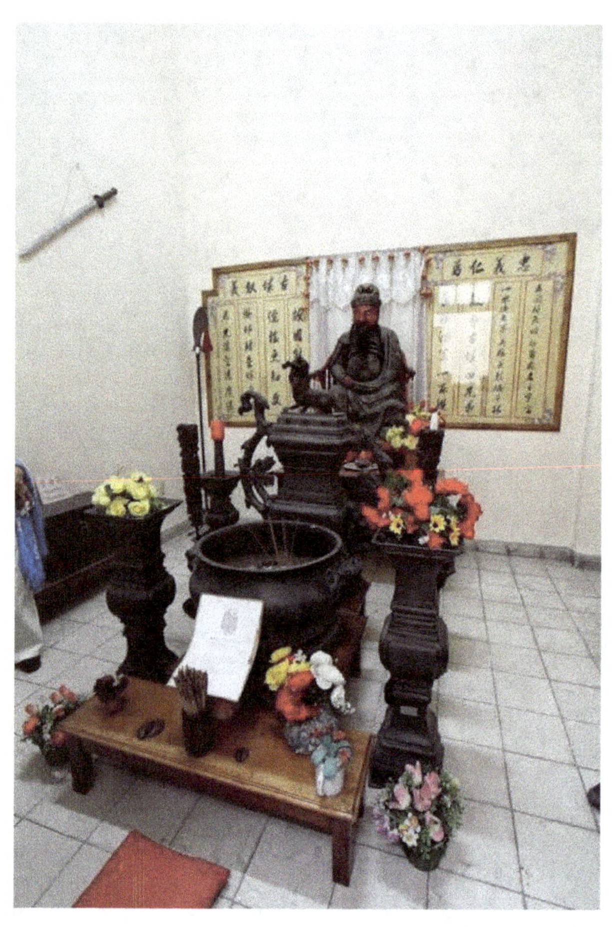

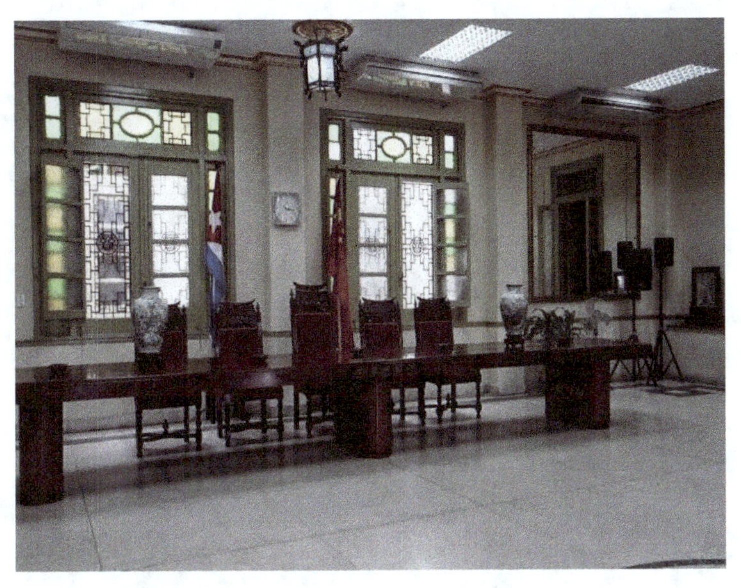

ÍNDICE

www.ingramcontent.com/pod-product-compliance
Lightning Source LLC
Chambersburg PA
CBHW061724250726
48657CB00002B/757